Die in diesem Band enthaltenen Monografien beziehen sich auf die gleichnamigen Standard-Rezepturen der Ausgabe 1975.

ARZNEIBUCH

DER DEUTSCHEN DEMOKRATISCHEN REPUBLIK

2. AUSGABE

— 2. AB — DDR —

— Rezepturen —

Herausgegeben vom Minister für Gesundheitswesen
auf Grund des § 15 Absatz 3 des Arzneimittelgesetzes
vom 5. Mai 1964 (Gesetzblatt I, Seite 101)

AKADEMIE-VERLAG · BERLIN 1975

Erschienen im Akademie-Verlag, 108 Berlin, Leipziger Str. 3—4

Lizenznummer: 202 · 100/499/75
Gesamtherstellung: VEB Druckhaus „Maxim Gorki", 74 Altenburg
Bestellnummer: 762 095 2 (3065/7) · LSV 1277/2067
Printed in GDR
EVP 25,—

Aqua ad injectionem

Wasser zur Injektion

Aqua pro injectione

Herstellung: Das Wasser zur Injektion wird aus Trinkwasser oder vorbehandeltem Trinkwasser durch Destillation bereitet. Hierzu ist eine Apparatur aus Glas der hydrolytischen Klasse I zu verwenden, deren Konstruktion ein Überspritzen oder Überkriechen von Flüssigkeitsteilchen aus dem Destillationskolben und eine Berührung des Wassers mit Metall, ausgenommen die Heizelemente, ausschließt. Das während der ersten 15 min übergehende Destillat wird verworfen, das darauffolgende Destillat in sterilen, pyrogenfreien Gefäßen unter Vermeidung des Zutrittes von Luftkeimen aufgefangen und sterilisiert. Die Sterilisation kann unterbleiben, wenn die unter Verwendung von Wasser zur Injektion hergestellte Arzneizubereitung spätestens 6 h nach Beendigung der Destillation unter Anwendung des Verfahrens a_1) oder d) (XV, 1.0.) sterilisiert wird.

Reinheitsprüfung

Das Wasser zur Injektion muß den unter „Wasser“ angegebenen Forderungen entsprechen.

Sonstige Prüfungen

Das Wasser zur Injektion muß den unter „Injektions- und Infusionszubereitungen“ (XIV, 13.0.) angegebenen Forderungen entsprechen.

Aufbewahrung

In Ampullen oder keimdicht verschlossenen Gefäßen.

Aqua conservata

Konserviertes Wasser

Gehalt an Methyl- und Propylhydroxybenzoat, berechnet als Hydroxybenzoesäure [$C_7H_6O_3$ (138,1)], 0,0850 bis 0,0890%.

Zusammensetzung:	Propylhydroxybenzoat	0,025 g
	Methylhydroxybenzoat	0,075 g
	Wasser	zu 100,0 g

Herstellung (XIV, 15.0.): Das Methyl- und das Propylhydroxybenzoat werden in dem zum Sieden erhitzten Wasser unter Rühren gelöst. Die heiße Lösung wird in einem zugedeckten Gefäß bis zum Erkalten stehengelassen, anschließend filtriert und mit unmittelbar vorher zum Sieden erhitztem Wasser zu 1000,0 g ergänzt.
Zur Herstellung kann auch unter Ausschluß von Rekontamination erhaltenes destilliertes Wasser bis zu 6 h nach der Gewinnung verwendet werden. In diesem Falle werden 97,5 g Wasser unter Rühren mit der Lösung des Methyl- und Propylhydroxybenzoates in 2,50 g Äthanol (90 Vol.-%) versetzt.

Beschreibung

Klare, farblose Flüssigkeit.
Geruch nicht wahrnehmbar.
Geschmack schwach anästhesierend.

Löslichkeit: Wasser, Äthanol . . . . mischbar

Identitätsprüfung

[*a*] Die Prüfung wird, wie unter „Dünnschichtchromatografische Prüfung“ (III, 12.0.) angegeben, durchgeführt.
Adsorptionsschicht: Kieselgel GF_{254}
Aufzutragende Lösung: 10,0 ml konserviertes Wasser werden mit 10,0 ml Äther ausgeschüttelt. 20 bis 30 µl der abgetrennten Ätherlösung werden als Startfleck a aufgetragen.
Aufzutragende Lösung der Testsubstanzen: 0,0150 g Methylhydroxybenzoat und 0,0050 g Propylhydroxybenzoat werden in 20,0 ml Äther gelöst. 20 bis 30 µl der Lösung werden als Startfleck b aufgetragen.
Laufmittel: n-Pentan—wasserfreie Essigsäure (80 + 20)
Trocknung: Die Dünnschichtplatte wird an der Luft aufbewahrt, bis das Laufmittel verdunstet ist.

Detektion: Die Dünnschichtplatte wird im ultravioletten Licht der Wellenlänge von 254 nm betrachtet.

Auswertung: Das Chromatogramm zeigt über dem Startpunkt a zwei dunkle Flecke, die hinsichtlich R_F-Wert und Intensität mit den beiden Flecken über dem Startpunkt b übereinstimmen.

Gehaltsbestimmung

[*b*] 50,00 bis 51,00 g konserviertes Wasser werden in einem 200-ml-Erlenmeyerkolben mit 0,300 g Kaliumhydroxid versetzt und im Wasserbad 15 min erhitzt. Nach dem Erkalten werden 25,00 ml 0,1 N Kaliumbromatlösung, 7,5 ml Kaliumbromidlösung (20,0 g/100,0 ml) und 10,0 ml 6 N Schwefelsäure hinzugefügt. Die Mischung wird in dem verschlossenen Gefäß 15 min stehengelassen. Nach Zusatz von 1,00 g Kaliumjodid wird das ausgeschiedene Jod mit 0,1 N Natriumthiosulfatlösung titriert. Sobald die Mischung nur noch schwach gelb gefärbt ist, werden 2,0 ml Stärke-I hinzugefügt.

1 ml 0,1 N Kaliumbromatlösung ist 2,302 mg Hydroxybenzoesäure äquivalent.

Aufbewahrung

Höchstens 3 Monate.

Arzneiträger für Augentropfen

Arzneiträger A (Th)	Arzneiträger Bv (Th)	Arzneiträger E (Al)
Arzneiträger A (PQ)	Arzneiträger Bv (PQ)	Arzneiträger Ev (Th)
Arzneiträger A (Al)	Arzneiträger Bv (Al)	Arzneiträger Ev (PQ)
Arzneiträger Av (Th)	Arzneiträger C (Th)	Arzneiträger Ev (Al)
Arzneiträger Av (PQ)	Arzneiträger C (PQ)	Arzneiträger F (Th)
Arzneiträger Av (Al)	Arzneiträger D (Th)	Arzneiträger G (Th)
Arzneiträger B (Th)	Arzneiträger D (PQ)	Arzneiträger P1 (Th)
Arzneiträger B (PQ)	Arzneiträger E (Th)	Arzneiträger P2 (Th)
Arzneiträger B (Al)	Arzneiträger E (PQ)	

Als Konservierungsmittel werden Thiomersal (Th), Phenylquecksilber(II)-borat (PQ) und Alkoniumbromid (Al) verwendet.

Gehaltsforderungen:

Arzneiträger	Alkonium-bromid [$C_{21}H_{44}BrNO_2$ (422,5)] %	Natrium-chlorid [NaCl (58,44)] %	Natrium-azetat [$C_2H_3NaO_2 \cdot 3H_2O$ (136,1)] %	Bor-säure [H_3BO_3 (61,83)] %	Natrium-tetraborat [$Na_2B_4O_7 \cdot 10H_2O$ (381,4)] %	Kalium-nitrat [KNO_3 (101,1)] %
A (Th)						
A (PQ)						
A (Al)	0,0015 bis 0,0025					
Av (Th)						
Av (PQ)						
Av (Al)	0,0015 bis 0,0025					
B (Th)		0,66 bis 0,74				
B (PQ)		0,66 bis 0,74				
B (Al)	0,0015 bis 0,0025	0,66 bis 0,74				
Bv (Th)		0,66 bis 0,74				

Arzneiträger	Alkonium-bromid [$C_{21}H_{44}BrNO_2$ (422,5)] %	Natrium-chlorid [NaCl (58,44)] %	Natrium-azetat [$C_2H_3NaO_2 \cdot 3H_2O$ (136,1)] %	Bor-säure [H_3BO_3 (61,83)] %	Natrium-tetraborat [$Na_2B_4O_7 \cdot 10H_2O$ (381,4)] %	Kalium-nitrat [KNO_3 (101,1)] %
Bv (PQ)		0,66 bis 0,74				
Bv (Al)	0,0015 bis 0,0025	0,66 bis 0,74				
C (Th)						1,14 bis 1,26
C (PQ)						1,14 bis 1,26
D (Th)				1,42 bis 1,58		
D (PQ)				1,42 bis 1,58		
E (Th)		0,85 bis 0,95				
E (PQ)		0,85 bis 0,95				
E (Al)	0,0015 bis 0,0025	0,85 bis 0,95				
Ev (Th)		0,85 bis 0,95				
Ev (PQ)		0,85 bis 0,95				
Ev (Al)	0,0015 bis 0,0025	0,85 bis 0,95				
F (Th)				1,42 bis 1,58	0,28 bis 0,32	
G (Th)		0,38 bis 0,42			0,76 bis 0,84	
P1 (Th)			1,9 bis 2,1			
P2 (Th)				1,8 bis 2,0		

Zusammensetzung:

Arzneiträger	Th g	PQ g	Al g	Natriumchlorid g	Natriumazetat g	Borsäure g	Kaliumnitrat g	Natriumtetraborat g	Hydroxyäthylzellulose g	Wasser g
A (Th)	0,002									zu 100,0
A (PQ)		0,002								zu 100,0
A (Al)			0,002							zu 100,0
Av (Th)	0,002								2,0	zu 100,0
Av (PQ)		0,002							2,0	zu 100,0
Av (Al)			0,002						2,0	zu 100,0
B (Th)	0,002			0,7						zu 100,0
B (PQ)		0,002		0,7						zu 100,0
B (Al)			0,002	0,7						zu 100,0
Bv (Th)	0,002			0,7					2,0	zu 100,0
Bv (PQ)		0,002		0,7					2,0	zu 100,0
Bv (Al)			0,002	0,7					2,0	zu 100,0
C (Th)	0,002						1,2			zu 100,0
C (PQ)		0,002					1,2			zu 100,0
D (Th)	0,002					1,5				zu 100,0
D (PQ)		0,002				1,5				zu 100,0
E (Th)	0,002			0,9						zu 100,0
E (PQ)		0,002		0,9						zu 100,0
E (Al)			0,002	0,9						zu 100,0
Ev (Th)	0,002			0,9					2,0	zu 100,0
Ev (PQ)		0,002		0,9					2,0	zu 100,0
Ev (Al)			0,002	0,9					2,0	zu 100,0
F (Th)	0,002					1,5		0,3		zu 100,0
G (Th)	0,002			0,4				0,8		zu 100,0
P1 (Th)	0,002				2,0					zu 100,0
P2 (Th)	0,002					1,9				zu 100,0

Herstellung:

Die Bestandteile werden, erforderlichenfalls unter mäßigem Erwärmen und Rühren, in 90 ml Wasser gelöst. Die Lösung wird mit Wasser zu 100,0 g ergänzt, filtriert und, wie unter „Bestimmungen über die Ausführung der Sterilisation“ (XV, 1.0.) nach Verfahren a_1) oder d) angegeben, weiterbehandelt.
Als Arzneiträger A (Th) bzw. A (PQ) bzw. A (Al) kann auch unter Ausschluß von Rekontamination erhaltenes destilliertes Wasser bis 6 h nach der Gewinnung verwendet werden, das mit dem entsprechenden Konservierungsmittel versetzt wurde. In diesem Fall darf

der Zeitraum zwischen der Herstellung des Arzneiträgers A(Th) bzw. A(PQ) bzw. A(Al) und der nachfolgenden Sterilisation der daraus hergestellten Augentropfen höchstens 4 h betragen.

Beschreibung

Klare, farblose Flüssigkeit. Die Prüfung der Klarheit wird, wie unter „Augentropfen" (XIV, 7.0.) angegeben, durchgeführt.
Geruch nicht wahrnehmbar.

Folgende Identitätsprüfungen und Gehaltsbestimmungen werden durchgeführt:

Arzneiträger	Prüfungen	Arzneiträger	Prüfungen
A (Th)	[*a*], [*i*]	C (PQ)	[*a*], [*b*], [*g*], [*i*], [*p*]
A (PQ)	[*a*], [*i*]	D (Th)	[*a*], [*e*], [*i*], [*n*]
A (Al)	[*a*], [*h*], [*k*]	D (PQ)	[*a*], [*e*], [*i*], [*n*]
Av (Th)	[*a*], [*i*], [*j*]	E (Th)	[*a*], [*c*], [*f*], [*i*], [*l*]
Av (PQ)	[*a*], [*i*], [*j*]	E (PQ)	[*a*], [*c*], [*f*], [*i*], [*l*]
Av (Al)	[*a*], [*h*], [*j*], [*k*]	E (Al)	[*a*], [*c*], [*f*], [*h*], [*k*], [*l*]
B (Th)	[*a*], [*c*], [*f*], [*i*], [*l*]	Ev (Th)	[*a*], [*c*], [*f*], [*i*], [*j*], [*l*]
B (PQ)	[*a*], [*c*], [*f*], [*i*], [*l*]	Ev (PQ)	[*a*], [*c*], [*f*], [*i*], [*j*], [*l*]
B (Al)	[*a*], [*c*], [*f*], [*h*], [*k*], [*l*]	Ev (Al)	[*a*], [*c*], [*f*], [*h*], [*j*], [*k*], [*l*]
Bv (Th)	[*a*], [*c*], [*f*], [*i*], [*j*], [*l*]	F (Th)	[*a*], [*c*], [*e*], [*i*], [*n*], [*o*]
Bv (PQ)	[*a*], [*c*], [*f*], [*i*], [*j*], [*l*]	G (Th)	[*a*], [*c*], [*e*], [*f*], [*i*], [*l*], [*o*]
Bv (Al)	[*a*], [*c*], [*f*], [*h*], [*j*], [*k*], [*l*]	P1 (Th)	[*a*], [*c*], [*d*], [*i*], [*m*]
C (Th)	[*a*], [*b*], [*g*], [*i*], [*p*]	P2 (Th)	[*a*], [*e*], [*i*], [*n*]

Identitätsprüfung

[*a*] ***Reaktion:*** Der Arzneiträger zeigt einen pH-Wert (III, 7.0.) in dem in der Tabelle angegebenen Bereich.

Arzneiträger	pH-Wert	Arzneiträger	pH-Wert	Arzneiträger	pH-Wert
A (Th)	4,5 bis 6,5	Bv (Th)	4,5 bis 6,5	E (Al)	4,5 bis 6,5
A (PQ)	4,5 bis 6,5	Bv (PQ)	4,5 bis 6,5	Ev (Th)	4,5 bis 6,5
A (Al)	4,5 bis 6,5	Bv (Al)	4,5 bis 6,5	Ev (PQ)	4,5 bis 6,5
Av (Th)	4,5 bis 6,5	C (Th)	4,5 bis 6,5	Ev (Al)	4,5 bis 6,5
Av (PQ)	4,5 bis 6,5	C (PQ)	4,5 bis 6,5	F (Th)	7,0 bis 8,0
Av (Al)	4,5 bis 6,5	D (Th)	4,0 bis 6,0	G (Th)	8,5 bis 9,5
B (Th)	4,5 bis 6,5	D (PQ)	4,0 bis 6,0	P1 (Th)	7,0 bis 8,0
B (PQ)	4,5 bis 6,5	E (Th)	4,5 bis 6,5	P2 (Th)	4,0 bis 5,0
B (Al)	4,5 bis 6,5	E (PQ)	4,5 bis 6,5		

[b] *Kalium-Ionen:* 5,0 ml Arzneiträger geben nach Zusatz von 1,0 ml 3 N Salzsäure und 10 Tropfen 6 N Perchlorsäure einen weißen, kristallinen Niederschlag.

[c] *Natrium-Ionen:* Der Arzneiträger färbt beim Erhitzen am Platindraht die nichtleuchtende Flamme kräftig gelb.

[d] *Azetat-Ionen:* 2,0 ml Arzneiträger zeigen nach Zusatz von 1,0 ml Eisen(III)-chloridlösung (5,0 g/100,0 ml) eine rote oder rotbraune Färbung.

[e] *Borat-Ionen:* 10 Tropfen Arzneiträger werden nach Zusatz von 3,0 ml Methanol und 10 Tropfen konzentrierter Schwefelsäure erhitzt. Die entweichenden Dämpfe brennen mit grün gesäumter Flamme.

[f] *Chlorid-Ionen:* 1,0 ml Arzneiträger gibt nach Zusatz von 1,0 ml Wasser, 10 Tropfen 5 N Salpetersäure und 1,0 ml 0,1 N Silbernitratlösung einen weißen Niederschlag, der sich nach Zusatz von 2,0 ml 6 N Ammoniaklösung löst.

[g] *Nitrat-Ionen:* 10 Tropfen Arzneiträger werden mit 5,0 ml Sulfanilsäure-Naphthylamin-RL und 0,020 g Zinkstaub versetzt. Die Mischung zeigt innerhalb 30 s eine rotviolette Färbung.

[h] *Alkonium:* Die Mischung aus 10,0 ml Arzneiträger und 5 Tropfen Diammoniumtetrazyanatokobaltat(II)-RL wird mit 5,0 ml Äther 30 s ausgeschüttelt. Die abgetrennte Ätherschicht zeigt bei der Betrachtung von oben gegen einen mattweißen Untergrund eine hellblaue Färbung.

[i] *Phenylquecksilber(II)-borat bzw. Thiomersal:* Die Prüfung wird, wie unter „Dünnschichtchromatografische Prüfung" (III, 12.0.) angegeben, durchgeführt.

Adsorptionsschicht: Kieselgel G

Aufzutragende Lösung: 5,00 ml Arzneiträger werden mit 6,00 ml Diphenylthiokarbazon-RL 120 s geschüttelt. Die untere Schicht wird abgetrennt und in einem Luftstrom zur Trockne eingedampft. Der Rückstand wird in 0,200 ml Chloroform gelöst. 20,0 µl der Lösung werden als Startfleck b aufgetragen.

Aufzutragende Lösung der Testsubstanz: 0,0100 g Phenylquecksilber(II)-borat bzw. Thiomersal wird in 500,0 ml Wasser gelöst. 5,00 ml der Lösung werden mit 6,00 ml Diphenylthiokarbazon-RL 120 s geschüttelt. Die untere Schicht wird abgetrennt und in einem Luftstrom zur Trockne eingedampft. Der Rückstand wird in 0,200 ml Chloroform gelöst. 10,0 µl der Lösung werden als Startfleck a und 30,0 µl der Lösung als Startfleck c aufgetragen.

Laufmittel: Petroläther—Azeton (90 + 10)

Trocknung: Die Dünnschichtplatte wird an der Luft aufbewahrt, bis das Laufmittel verdunstet ist.

Auswertung: Das Chromatogramm zeigt über dem Startpunkt b einen orangefarbenen bzw. gelborangefarbenen Fleck, der hinsichtlich R_F-Wert mit den orangefarbenen bzw. gelborangefarbenen Flecken über den Startpunkten a und c übereinstimmt. Der orangefarbene bzw. gelborangefarbene Fleck über dem Startpunkt b darf nicht kleiner bzw. schwächer gefärbt sein als der orangefarbene bzw. gelborangefarbene

Fleck über dem Startpunkt a und nicht größer bzw. stärker gefärbt sein als der orangefarbene bzw. gelborangefarbene Fleck über dem Startpunkt c.
Weitere Flecke können vorhanden sein.

[j] *Hydroxyäthylzellulose:* 2,50 ml Arzneiträger geben nach Zusatz von 2,5 ml Wasser, 5 Tropfen 2 N Essigsäure und 1,00 ml frisch bereiteter Gerbsäurelösung (5,0 g/100,0 ml) einen weißen oder gelblichen, flockigen Niederschlag.

Gehaltsbestimmung

[k] *Alkoniumbromid:* 2,0000 g Arzneiträger werden zur Trockne eingedampft. Der Rückstand wird in 1,00 ml 3 N Salzsäure gelöst. Die Lösung wird nach Zusatz von 0,50 ml Natriumdihydrogenphosphat-Puffer Nr. 1 und 1,00 ml Pikrinsäure-RL mit 10,00 ml Chloroform 30 s ausgeschüttelt. Der Chloroformauszug wird durch ein Filterpapier der Sorte w von 7 cm Durchmesser filtriert. Die ersten 2,0 ml Filtrat werden verworfen. Die Extinktion (III, 5.0.) des Filtrates wird in einer Schichtdicke von 5 cm bei 430 nm gegen die Blindprobe gemessen.
Vergleichsprobe: 0,1000 g Alkoniumbromid wird in Wasser zu 50,00 ml gelöst. 1,00 ml der Lösung wird mit Wasser zu 50,00 ml aufgefüllt. 1,00 ml dieser Lösung wird zur Trockne eingedampft. Der Rückstand wird, wie vorstehend angegeben, weiterbehandelt.

Berechnung:

$$\% \text{ Alkoniumbromid} = \frac{E_1 \cdot Ew_2}{25 \cdot E_2 \cdot Ew_1}$$

E_1 = Extinktion des Filtrates.
E_2 = Extinktion der Vergleichsprobe.
Ew_1 = Einwaage des Arzneiträgers in Gramm.
Ew_2 = Einwaage des Alkoniumbromids in Gramm.

[l] *Natriumchlorid:* 10,000 g Arzneiträger werden nach Zusatz von 10,0 ml Wasser und 10 Tropfen Kaliumchromat-I mit 0,1 N Silbernitratlösung titriert, bis ein rotbrauner Niederschlag entsteht. Bei der Gehaltsbestimmung von Natriumchlorid in Arzneiträger G (Th) ist eine Feinbürette zu verwenden.

1 ml 0,1 N Silbernitratlösung ist 5,844 mg Natriumchlorid äquivalent.

[m] *Natriumazetat:* 3,0000 g Arzneiträger werden in einem 100-ml-Erlenmeyerkolben nach Zusatz von 1,0 ml Glyzerol auf dem Wasserbad eingedampft, bis ein dickflüssiger Rückstand entstanden ist. Der Rückstand wird bei 120 °C 10 min getrocknet und anschließend mit 25,0 ml wasserfreier Essigsäure sowie 3 Tropfen Kristallviolett-I versetzt. Die Lösung wird mit 0,1 N Perchlorsäure bis zum Farbumschlag nach Blau titriert.

1 ml 0,1 N Perchlorsäure ist 13,61 mg Natriumazetat äquivalent.

[n] *Borsäure:*

I. 5,000 g Arzneiträger und die Lösung von 2,50 g Sorbit in 15,0 ml Wasser, die vorher nach Zusatz von 10 Tropfen Phenolphthalein-I mit 0,1 N Kalilauge bis zur Rosafärbung versetzt wurde, werden gemischt. Diese Lösung wird mit 0,1 N Kalilauge bis zur Rosafärbung titriert.

1 ml 0,1 N Kalilauge ist 6,183 mg Borsäure äquivalent.

II. Die Bestimmung wird, wie unter I. angegeben, durchgeführt.

Berechnung:

$$\%\ \text{Borsäure} = 0{,}6183\left(\frac{a}{Ew_1} - \frac{2b}{Ew_2}\right)$$

a = Anzahl Milliliter verbrauchter 0,1 N Kalilauge.

b = Anzahl Milliliter verbrauchter 0,1 N Perchlorsäure bei der Prüfung nach [*o*] II.

Ew_1 = Einwaage des Arzneiträgers in Gramm.

Ew_2 = Einwaage des Arzneiträgers in Gramm bei der Prüfung nach [*o*] II.

[o] *Natriumtetraborat:*

I. 2,0000 g Arzneiträger werden nach Zusatz von 3,0 ml Wasser, 8 Tropfen Bromkresolgrün-I und 2 Tropfen Methylrot-I mit 0,01 N Salzsäure titriert (Feinbürette).

1 ml 0,01 N Salzsäure ist 1,907 mg Natriumtetraborat äquivalent.

II. 5,000 g Arzneiträger werden in einem 100-ml-Erlenmeyerkolben nach Zusatz von 1,0 ml Glyzerol auf dem Wasserbad eingedampft, bis ein dickflüssiger Rückstand entstanden ist. Der Rückstand wird bei 120 °C 10 min getrocknet und anschließend mit 25,0 ml wasserfreier Essigsäure sowie 3 Tropfen Kristallviolett-I versetzt. Die Lösung wird mit 0,1 N Perchlorsäure bis zum Farbumschlag nach Blau titriert (Feinbürette).

1ml 0,1 N Perchlorsäure ist 19,07 mg Natriumtetraborat äquivalent.

[p] *Kaliumnitrat:* 10,000 g Arzneiträger werden, wie unter „Bestimmung von Kationen durch Ionenaustausch“ (VII, 11.0.) angegeben, behandelt.

1 ml 0,1 N Kalilauge ist 10,11 mg Kaliumnitrat äquivalent.

Sonstige Prüfungen

[q] Der Arzneiträger muß den unter „Augentropfen“ (XIV, 7.0.) angegebenen Forderungen entsprechen.

Aufbewahrung

Höchstens ein Jahr, nach Anbruch höchstens 30 d.
In Infusionsflaschen.

Die Entnahme von Teilmengen muß unter Ausschluß von Rekontamination erfolgen. Thiomersal, Phenylquecksilber(II)-borat und Alkoniumbromid enthaltende Arzneiträger sind vor Licht geschützt aufzubewahren.

Deklaration

Zusätzlich ist das Konservierungsmittel anzugeben.

Collyrium Acidi borici

Borsäure-Augenwasser

Borsäure-Augenwasser ist mit dem unter „Arzneiträger für Augentropfen" angegebenen Arzneiträger P 2 (Th) identisch. Die Herstellung erfolgt, wie unter „Arzneiträger für Augentropfen" angegeben, wobei die Lösung nach dem Filtrieren, wie unter „Bestimmungen über die Ausführung der Sterilisation" (XV, 1.0.) nach Verfahren a_1), c_3) oder d) angegeben, weiterbehandelt wird.
Borsäure-Augenwasser wird wie Arzneiträger P 2 (Th) geprüft.

Aufbewahrung

Vor Licht geschützt.
Höchstens 3 Monate.

Collyrium Zinci sulfurici

Zinksulfat-Augenwasser

Gehalt an Zinksulfat [$ZnSO_4 \cdot 7\ H_2O$ (287,5)] 0,19 bis 0,21%.
Gehalt an Borsäure [H_3BO_3 (61,83)] 1,7 bis 1,9%.

Zusammensetzung:	Zinksulfat	0,2 g
	Thiomersal	0,002 g
	Borsäure	1,8 g
	Wasser zu	100,0 g

Herstellung (XIV, 7.0.): Die Borsäure wird in 80,0 g Wasser unter Erhitzen gelöst. In der auf 20 °C abgekühlten Lösung werden das Thiomersal und das Zinksulfat gelöst. Die Lösung wird mit Wasser zu 100,0 g ergänzt, filtriert und, wie unter „Bestimmungen über die Ausführung der Sterilisation" (XV, 1.0.) nach Verfahren a_1), c_3) oder d) angegeben, weiterbehandelt.

Wird die Herstellung unter Verwendung von Arzneiträgern vorgenommen, wird das Zinksulfat in 5,0 g Arzneiträger A (Th) gelöst. Die Lösung wird mit Arzneiträger P 2 (Th) zu 100,0 g ergänzt, filtriert und, wie unter „Bestimmungen über die Ausführung der Sterilisation" (XV, 1.0.) nach Verfahren a_1), c_3) oder d) angegeben, weiterbehandelt.

Beschreibung

Klare, farblose Flüssigkeit. Die Prüfung der Klarheit wird, wie unter „Augentropfen" (XIV, 7.0.) angegeben, durchgeführt.
Geruch nicht wahrnehmbar.

Identitätsprüfung

[*a*] *Reaktion:* Das Augenwasser zeigt einen pH-Wert (III, 7.0.) im Bereich von 4,0 bis 5,0.

[*b*] *Zink-Ionen:* 1,0 ml Augenwasser gibt nach Zusatz von 1,0 ml Wasser, 3 Tropfen 3 N Salzsäure und 2 Tropfen Kaliumhexazyanoferrat(II)-lösung (5,0 g/100,0 ml) eine weiße oder grünlichweiße Trübung.

[*c*] *Sulfat-Ionen:* 5,0 ml Augenwasser geben nach Zusatz von 10 Tropfen 3 N Salzsäure und 10 Tropfen Bariumchloridlösung (5,0 g/100,0 ml) einen weißen, kristallinen Niederschlag.

[*d*] *Borsäure:* 10 Tropfen Augenwasser werden nach Zusatz von 3,0 ml Methanol und 10 Tropfen konzentrierter Schwefelsäure erhitzt. Die entweichenden Dämpfe brennen mit grün gesäumter Flamme.

3065
2. AB – DDR/754/75

[*e*] *Thiomersal:* Die Prüfung wird, wie unter „Dünnschichtchromatografische Prüfung" (III, 12.0.) angegeben, durchgeführt.

Adsorptionsschicht: Kieselgel G

Aufzutragende Lösung: 5,00 ml Augentropfen werden mit 6,00 ml Diphenylthiokarbazon-RL 120 s geschüttelt. Die untere Schicht wird abgetrennt und in einem Luftstrom zur Trockne eingedampft. Der Rückstand wird in 0,200 ml Chloroform gelöst. 20,0 µl der Lösung werden als Startfleck b aufgetragen.

Aufzutragende Lösung der Testsubstanz: 0,0100 g Thiomersal wird in 500,0 ml Wasser gelöst. 5,00 ml der Lösung werden mit 6,00 ml Diphenylthiokarbazon-RL 120 s geschüttelt. Die untere Schicht wird abgetrennt und in einem Luftstrom zur Trockne eingedampft. Der Rückstand wird in 0,200 ml Chloroform gelöst. 10,0 µl der Lösung werden als Startfleck a und 30,0 µl der Lösung als Startfleck c aufgetragen.

Laufmittel: Petroläther—Azeton (90 + 10)

Trocknung: Die Dünnschichtplatte wird an der Luft aufbewahrt, bis das Laufmittel verdunstet ist.

Auswertung: Das Chromatogramm zeigt über dem Startpunkt b einen gelborangefarbenen Fleck, der hinsichtlich R_F-Wert mit den gelborangefarbenen Flecken über den Startpunkten a und c übereinstimmt.

Der gelborangefarbene Fleck über dem Startpunkt b darf nicht kleiner bzw. schwächer gefärbt sein als der gelborangefarbene Fleck über dem Startpunkt a und nicht größer bzw. stärker gefärbt sein als der gelborangefarbene Fleck über dem Startpunkt c.

Weitere Flecke können vorhanden sein.

Gehaltsbestimmung

[*f*] *Zinksulfat:* Die Mischung von [*g*] wird nach Zusatz von 5,0 ml Ammoniumchlorid-Ammoniak-Puffer Nr. 1 und 0,100 g Eriochromschwarz-T-I mit 0,01 M ÄDTA-Lösung bis zum Farbumschlag nach Blau titriert (Feinbürette).

1 ml 0,01 M ÄDTA-Lösung ist 2,875 mg Zinksulfat äquivalent.

[*g*] *Borsäure:* Die Mischung aus 20,0 ml Dimethylformamid, 30,0 ml n-Propanol und 50,0 ml n-Pentan wird nach Zusatz von 3 Tropfen Thymolblau-I und der Lösung von 2,00 g Sorbit in 4,0 ml Wasser mit 0,1 N Natronlauge bis zum Farbumschlag nach Grün versetzt.

5,000 g Augentropfen werden mit der neutralisierten Mischung versetzt. Diese Mischung wird mit 0,1 N Natronlauge bis zum Farbumschlag nach Grün titriert. Gegen Ende der Titration wird die Mischung nach Zusatz von jedem Tropfen 0,1 N Natronlauge kräftig geschwenkt und zur Beurteilung des Farbumschlages stehengelassen, bis sich die Schichten vollständig getrennt haben.

Die Mischung ist für die Prüfung nach [*f*] aufzubewahren.

Berechnung:

$$\% \text{ Borsäure} = \frac{0{,}6183(a - 0{,}2b)}{Ew}$$

a = Anzahl Milliliter verbrauchter 0,1 N Natronlauge.
b = Anzahl Milliliter verbrauchter 0,01 M ÄDTA-Lösung bei der Prüfung nach [*f*].
Ew = Einwaage des Augenwassers in Gramm.

Sonstige Prüfungen

[*h*] Das Augenwasser muß den unter „Augenwässer“ (XIV, 8.0.) angegebenen Forderungen entsprechen.

Aufbewahrung

Vorsichtig!
Vor Licht geschützt.
Höchstens 3 Monate.

Infusio electrolytica 107

Elektrolyt-Infusionslösung 107

Die Lösung enthält je 1000 ml 107 mval $Na^{\oplus}$, 51 mval $Cl^{\ominus}$ und 56 mval $HCO_3^{\ominus}$.
Gehalt an Natriumchlorid [NaCl (58,44)] 2,90 bis 3,10 g je 1000 ml.
Gehalt an Natriumhydrogenkarbonat [$NaHCO_3$ (84,01)] 4,50 bis 4,80 g je 1000 ml.

Zusammensetzung:	Natriumchlorid	3,00 g
	besonders gereinigtes Natriumhydrogenkarbonat	4,66 g
	Natriumädetat	0,10 g
	Wasser zur Injektion	zu 1000,00 ml

Herstellung (XIV, 13.0.): Die Bestandteile werden in dem Wasser zur Injektion gelöst. Die Lösung wird filtriert, mit Kohlendioxid begast und nach dem Herstellungsverfahren Nr. 1 oder 2 weiterbehandelt.

Beschreibung

Klare, farblose Flüssigkeit.
Geruch nicht wahrnehmbar.
Geschmack schwach laugig und schwach salzig.

Identitätsprüfung

[*a*] *Reaktion:* Die Lösung zeigt einen pH-Wert (III, 7.0.) im Bereich von 7,0 bis 8,5.

[*b*] *Natrium-Ionen:* Die Lösung färbt beim Erhitzen am Platindraht die nichtleuchtende Flamme kräftig gelb.

[*c*] *Chlorid-Ionen:* 5,0 ml Lösung geben nach Zusatz von 10 Tropfen 5 N Salpetersäure und 1,0 ml 0,1 N Silbernitratlösung einen weißen Niederschlag, der sich nach Zusatz von 2,0 ml 6 N Ammoniaklösung löst.

[*d*] *Hydrogenkarbonat-Ionen:* 10,0 ml Lösung entwickeln nach Zusatz von 2,0 ml 5 N Salpetersäure unter Aufschäumen ein Gas, das Bariumhydroxid-RL trübt.

Gehaltsbestimmung

[*e*] *Natriumchlorid:* 25,00 ml Lösung werden mit 4,0 ml 5 N Salpetersäure versetzt und 120 s im Sieden gehalten. Nach dem Abkühlen auf 20 °C und Zusatz von 20,00 ml 0,1 N Silbernitratlösung sowie 5,0 ml Eisen(III)-ammoniumsulfat-I wird der Über-

3065
2. AB – DDR/848/75

schuß an 0,1 N Silbernitratlösung mit 0,1 N Ammoniumthiozyanatlösung bis zur rötlichgelben Färbung titriert.

1 ml 0,1 N Silbernitratlösung ist 5,844 mg Natriumchlorid äquivalent.

[f] *Natriumhydrogenkarbonat:* 50,00 ml Lösung werden nach Zusatz von 3 Tropfen Methylorange-I mit 0,1 N Salzsäure titriert. Nachdem die Lösung 120 s im Sieden gehalten und wieder auf 20 °C abgekühlt worden ist, wird die Titration zu Ende geführt.

1 ml 0,1 N Salzsäure ist 8,401 mg Natriumhydrogenkarbonat äquivalent.

Sonstige Prüfungen

[g] Die Lösung muß den unter „Injektions- und Infusionszubereitungen" (XIV, 13.0.) angegebenen Forderungen entsprechen. Bei der Prüfung auf ungelöste Verunreinigungen ist jedes Behältnis zu prüfen und einzeln auszuwerten. Das Sichtergebnis darf bei keinem Behältnis größer als 4 sein.

[h] *Pyrogene Verunreinigungen* (X, 3.0.): Die Lösung muß den unter „Prüfung auf pyrogene Verunreinigungen" angegebenen Forderungen entsprechen. Die Mischung aus 15,0 ml Lösung und 85,0 ml Wasser zur Injektion wird als Prüflösung verwendet.

Aufbewahrung

In Infusionsflaschen oder anderen geeigneten Infusionsbehältnissen.
Die Lösung ist innerhalb 24 h vor der Abgabe, wie unter „Injektions- und Infusionszubereitungen" (XIV, 13.0.) angegeben, auf ungelöste Verunreinigungen zu prüfen, wobei jedes Behältnis zu prüfen und einzeln auszuwerten ist.
Das Sichtergebnis darf bei keinem Behältnis größer als 4 sein.
Die Lösung ist einen Monat nach dieser Prüfung von der Verwendung als Arzneimittel auszuschließen.

Infusio electrolytica 139

Elektrolyt-Infusionslösung 139

Die Lösung enthält je 1000 ml 103 mval $Na^{\oplus}$, 36 mval $K^{\oplus}$ und 139 mval $Cl^{\ominus}$.
Gehalt an Chlorid-Ionen [$Cl^{\ominus}$ (35,45)] 4,80 bis 5,10 g je 1000 ml.

Zusammensetzung:	Kaliumchlorid	2,68 g
	Natriumchlorid	6,02 g
	Wasser zur Injektion	zu 1000,00 ml

Herstellung (XIV, 13.0.): Die Bestandteile werden in dem Wasser zur Injektion gelöst. Die Lösung wird filtriert und nach dem Herstellungsverfahren Nr. 1 oder 2 weiterbehandelt.

Beschreibung

Klare, farblose Flüssigkeit.
Geruch nicht wahrnehmbar.
Geschmack salzig.

Identitätsprüfung

[a] *Reaktion:* Die Lösung zeigt einen pH-Wert (III, 7.0.) im Bereich von 5,0 bis 6,5.

[b] *Kalium-Ionen:* 10,0 ml Lösung werden auf 3,0 ml eingedampft. Nach Zusatz von 10 Tropfen 3 N Salzsäure und 1,00 ml 6 N Perchlorsäure gibt die Lösung einen weißen, kristallinen Niederschlag.

[c] *Natrium-Ionen:* Die Lösung färbt beim Erhitzen am Platindraht die nichtleuchtende Flamme kräftig gelb.

[d] *Chlorid-Ionen:* 1,0 ml Lösung gibt nach Zusatz von 1,0 ml Wasser, 10 Tropfen 5 N Salpetersäure und 1,0 ml 0,1 N Silbernitratlösung einen weißen Niederschlag, der sich nach Zusatz von 2,0 ml 6 N Ammoniaklösung löst.

Gehaltsbestimmung

[e] *Chlorid-Ionen:* 10,00 ml Lösung werden nach Zusatz von 10 Tropfen Kaliumchromat-I und 10,0 ml Wasser mit 0,1 N Silbernitratlösung titriert, bis ein rotbrauner Niederschlag entsteht.

1 ml 0,1 N Silbernitratlösung ist 3,545 mg Chlorid-Ionen äquivalent.

Sonstige Prüfungen

[f] Die Lösung muß den unter „Injektions- und Infusionszubereitungen“ (XIV, 13.0.) angegebenen Forderungen entsprechen.

[g] *Pyrogene Verunreinigungen* (X, 3.0.): Die Lösung muß den unter „Prüfung auf pyrogene Verunreinigungen" angegebenen Forderungen entsprechen. Die Mischung aus 75,0 ml Lösung und 25,0 ml isotonischer Natriumchlorid-Injektionslösung wird als Prüflösung verwendet.

Aufbewahrung

In Infusionsflaschen oder anderen geeigneten Infusionsbehältnissen.

Infusio electrolytica 144

Elektrolyt-Infusionslösung 144

Die Lösung enthält je 1000 ml 108 mval $Na^{\oplus}$, 36 mval $K^{\oplus}$, 105 mval $Cl^{\ominus}$ und 39 mval Azetat-Ionen.

Gehalt an $K^{\oplus}$ und $Na^{\oplus}$ insgesamt 140 bis 148 mmol je 1000 ml.

Gehalt an Chlorid-Ionen [$Cl^{\ominus}$ (35,45)] 3,62 bis 3,84 g je 1000 ml.

Zusammensetzung:	Kaliumchlorid	2,68 g
	Natriumchlorid	4,03 g
	Natriumazetat	5,31 g
	Wasser zur Injektion	zu 1000,00 ml

Herstellung (XIV, 13.0.): Die Bestandteile werden in dem Wasser zur Injektion gelöst. Die Lösung wird filtriert und nach dem Herstellungsverfahren Nr. 1 oder 2 weiterbehandelt.

Beschreibung

Klare, farblose Flüssigkeit.
Geruch nicht wahrnehmbar.
Geschmack salzig.

Identitätsprüfung

[*a*] *Reaktion:* Die Lösung zeigt einen pH-Wert (III, 7.0.) im Bereich von 6,0 bis 7,5.

[*b*] *Kalium-Ionen:* 10,0 ml Lösung werden auf 3,0 ml eingedampft und gegebenenfalls filtriert. Das Filtrat gibt nach Zusatz von 10 Tropfen 3 N Salzsäure und 1,00 ml 6 N Perchlorsäure einen weißen, kristallinen Niederschlag.

[*c*] *Natrium-Ionen:* Die Lösung färbt beim Erhitzen am Platindraht die nichtleuchtende Flamme kräftig gelb.

[*d*] *Azetat-Ionen:* 10,0 ml Lösung zeigen nach Zusatz von 10 Tropfen Eisen(III)-chloridlösung (5,0 g/100,0 ml) bei der Betrachtung von oben gegen einen weißen Untergrund eine orange oder rote Färbung.

[*e*] *Chlorid-Ionen:* 1,0 ml Lösung gibt nach Zusatz von 10 Tropfen 5 N Salpetersäure, 1,0 ml Wasser und 1,0 ml 0,1 N Silbernitratlösung einen weißen Niederschlag, der sich nach Zusatz von 2,0 ml 6 N Ammoniaklösung löst.

3065
2. AB – DDR/850/75

Gehaltsbestimmung

[*f*] *Kalium- und Natrium-Ionen:* 20,00 ml Lösung werden, wie unter „Bestimmung von Kationen durch Ionenaustausch“ (VII, 11.0.) angegeben, behandelt.

[*g*] *Chlorid-Ionen:* 10,00 ml Lösung werden nach Zusatz von 10,0 ml Wasser und 10 Tropfen Kaliumchromat-I mit 0,1 N Silbernitratlösung titriert, bis ein rotbrauner Niederschlag entsteht.

1 ml 0,1 N Silbernitratlösung ist 3,545 mg Chlorid-Ionen äquivalent.

Sonstige Prüfungen

[*h*] Die Lösung muß den unter „Injektions- und Infusionszubereitungen“ (XIV, 13.0.) angegebenen Forderungen entsprechen.

[*i*] *Pyrogene Verunreinigungen* (X, 3.0.): Die Lösung muß den unter „Prüfung auf pyrogene Verunreinigungen“ angegebenen Forderungen entsprechen. Die Mischung aus 75,0 ml Lösung und 25,0 ml isotonischer Natriumchlorid-Injektionslösung wird als Prüflösung verwendet.

Aufbewahrung

In Infusionsflaschen oder anderen geeigneten Infusionsbehältnissen.

Infusio electrolytica 153

Elektrolyt-Infusionslösung 153

Die Lösung enthält je 1000 ml 140 mval $Na^{\oplus}$, 5 mval $K^{\oplus}$, 5 mval $Ca^{2\oplus}$, 3 mval $Mg^{2\oplus}$, 103 mval $Cl^{\ominus}$ und 50 mval Azetat-Ionen.
Gehalt an $K^{\oplus}$, $(Ca^{2\oplus})_{0,5}$, $(Mg^{2\oplus})_{0,5}$ und $Na^{\oplus}$ insgesamt 151 bis 156 mmol je 1000 ml.
Gehalt an Chlorid-Ionen [$Cl^{\ominus}$ (35,45)] 3,58 bis 3,75 g je 1000 ml.

Zusammensetzung:		
	Magnesiumchlorid	0,30 g
	Kaliumchlorid	0,37 g
	Kalziumchlorid	0,55 g
	Natriumchlorid	5,26 g
	Natriumazetat	6,80 g
	verdünnte Salzsäure	0,18 ml
	Wasser zur Injektion zu	1000,00 ml

Herstellung (XIV, 13.0.): Die Bestandteile werden in dem Wasser zur Injektion gelöst. Die Lösung wird filtriert und nach dem Herstellungsverfahren Nr. 1 oder 2 weiterbehandelt.

Beschreibung

Klare, farblose Flüssigkeit.
Geruch nicht wahrnehmbar.
Geschmack schwach salzig.

Prüflösung: 120,0 ml Lösung werden auf 6,0 ml eingedampft. Diese Lösung wird erforderlichenfalls filtriert und als Prüflösung verwendet.

Identitätsprüfung

[*a*] *Reaktion:* Die Lösung zeigt einen pH-Wert (III, 7.0.) im Bereich von 6,0 bis 7,0.

[*b*] *Kalium-Ionen:* 2,0 ml Prüflösung geben nach Zusatz von 10 Tropfen 3 N Salzsäure und 1,00 ml 6 N Perchlorsäure einen weißen, kristallinen Niederschlag.

[*c*] *Kalzium-Ionen:* 2,0 ml Prüflösung geben nach Zusatz von 10 Tropfen 5 N Essigsäure und 10 Tropfen Ammoniumoxalatlösung (4,00 g/100,0 ml) einen weißen Niederschlag, der sich nach Zusatz von 2,0 ml 6 N Salzsäure löst.

[*d*] *Magnesium-Ionen:* 1,0 ml Prüflösung wird in einem Porzellantiegel mit 15 Tropfen 10 N Schwefelsäure versetzt und erhitzt, bis keine weißen Dämpfe mehr entweichen. Der erkaltete Rückstand wird mit 1,00 ml Wasser versetzt und die Mischung filtriert.

3065
2. AB – DDR/851/75

Das Filtrat gibt nach Zusatz von 1,0 ml Wasser, 10 Tropfen Titangelblösung (0,050 g/100,0 ml) und 10 Tropfen 3 N Natronlauge einen roten, flockigen Niederschlag.

[e] *Natrium-Ionen:* Die Lösung färbt beim Erhitzen am Platindraht die nichtleuchtende Flamme kräftig gelb.

[f] *Azetat-Ionen:* 5,0 ml Lösung zeigen nach Zusatz von 10 Tropfen Eisen(III)-chloridlösung (5,0 g/100,0 ml) bei der Betrachtung von oben gegen einen weißen Untergrund eine orange oder rote Färbung.

[g] *Chlorid-Ionen:* 2,0 ml Lösung geben nach Zusatz von 10 Tropfen 5 N Salpetersäure und 1,0 ml 0,1 N Silbernitratlösung einen weißen Niederschlag, der sich nach Zusatz von 2,0 ml 6 N Ammoniaklösung löst.

Gehaltsbestimmung

[h] *Kalium-, Kalzium-, Magnesium- und Natrium-Ionen:* 20,00 ml Lösung werden, wie unter ,,Bestimmung von Kationen durch Ionenaustausch" (VII, 11.0.) angegeben, behandelt.

[i] *Chlorid-Ionen:* 20,00 ml Lösung werden nach Zusatz von 10 Tropfen Kaliumchromat-I mit 0,1 N Silbernitratlösung titriert, bis ein rotbrauner Niederschlag entsteht.

1 ml 0,1 N Silbernitratlösung ist 3,545 mg Chlorid-Ionen äquivalent.

Sonstige Prüfungen

[j] Die Lösung muß den unter ,,Injektions- und Infusionszubereitungen" (XIV, 13.0.) angegebenen Forderungen entsprechen.

[k] *Pyrogene Verunreinigungen* (X, 3.0.): Die Lösung muß den unter ,,Prüfung auf pyrogene Verunreinigungen" angegebenen Forderungen entsprechen. Die Lösung wird als Prüflösung verwendet.

Aufbewahrung

In Infusionsflaschen oder anderen geeigneten Infusionsbehältnissen.

Infusio electrolytica 70 cum Sorbitolo 50

Elektrolyt-Infusionslösung 70 mit Sorbitol 50

Die Lösung enthält je 1000 ml 70 mval $Na^{\oplus}$, 55 mval $Cl^{\ominus}$, 15 mval Azetat-Ionen und 50 g Sorbitol.
Gehalt an $Na^{\oplus}$ 68,0 bis 72,0 mmol je 1000 ml.
Gehalt an Natriumchlorid [NaCl (58,44)] 3,10 bis 3,30 g je 1000 ml.
Gehalt an Sorbitol [$C_6H_{14}O_6$ (182,2)] 47,5 bis 52,5 g je 1000 ml.

Zusammensetzung:	Natriumazetat	2,04 g
	Natriumchlorid	3,21 g
	besonders gereinigtes Sorbitol	50,00 g
	Wasser zur Injektion	zu 1000,00 ml

Herstellung (XIV, 13.0.): Die Bestandteile werden in dem Wasser zur Injektion gelöst. Die Lösung wird filtriert und nach dem Herstellungsverfahren Nr. 1 oder 2 weiterbehandelt.

Beschreibung

Klare, farblose Flüssigkeit.
Geruch nicht wahrnehmbar.
Geschmack schwach süß.

Identitätsprüfung

[*a*] *Reaktion:* Die Lösung zeigt einen pH-Wert (III, 7.0.) im Bereich von 6,0 bis 7,5.

[*b*] *Natrium-Ionen:* Die Lösung färbt beim Erhitzen am Platindraht die nichtleuchtende Flamme kräftig gelb.

[*c*] *Azetat-Ionen:* 10,0 ml Lösung zeigen nach Zusatz von 20 Tropfen Eisen(III)-chloridlösung (5,0 g/100,0 ml) bei der Betrachtung von oben gegen einen weißen Untergrund eine orange oder rote Färbung.

[*d*] *Chlorid-Ionen:* 3,0 ml Lösung geben nach Zusatz von 10 Tropfen 5 N Salpetersäure und 1,0 ml 0,1 N Silbernitratlösung einen weißen Niederschlag, der sich nach Zusatz von 2,0 ml 6 N Ammoniaklösung löst.

[*e*] *Sorbitol:* Die Prüfung wird, wie unter „Dünnschichtchromatografische Prüfung" (III, 12.0.) angegeben, durchgeführt.

Adsorptionsschicht: Kieselgel G. Zur Herstellung der Adsorbenssuspension wird statt Wasser 0,1 M Borsäurelösung verwendet.

Aufzutragende Lösung: 6 Tropfen Lösung werden mit Wasser zu 50,0 ml aufgefüllt. 5,0 µl dieser Lösung werden als Startfleck a aufgetragen.

Aufzutragende Lösung der Testsubstanz: 0,0300 g Sorbitol-Standard werden in 100,0 ml Wasser gelöst. 5,0 µl der Lösung werden als Startfleck b aufgetragen.

Beim Auftragen darf das Trocknen nicht durch einen Heißluftstrom beschleunigt werden.

Laufmittel: Wasser—iso-Propanol—Äthylazetat (54 + 34 + 12)

Trocknung: Die Dünnschichtplatte wird an der Luft aufbewahrt, bis das Laufmittel verdunstet ist.

Detektion: Reagenz I: frisch bereitete Natriumtetraoxojodatlösung (0,100 g/100,0 ml)
Reagenz II: Benzidin-RL*
Die Dünnschichtplatte wird mit dem Reagenz I und nach 5 min mit dem Reagenz II besprüht.

Auswertung: Der R_F-Wert des weißen Testsubstanzfleckes auf blauem Grund muß im Bereich von 0,25 bis 0,45 liegen.
Das Chromatogramm zeigt über dem Startpunkt a einen weißen Fleck auf blauem Grund mit dem R_F-Wert des Fleckes der Testsubstanz.

Gehaltsbestimmung

[*f*] *Natrium-Ionen:* 25,00 ml Lösung werden, wie unter „Bestimmung von Kationen durch Ionenaustausch" (VII, 11.0.) angegeben, behandelt.

[*g*] *Natriumchlorid:* 25,00 ml Lösung werden nach Zusatz von 10 Tropfen Kaliumchromat-I mit 0,1 N Silbernitratlösung titriert, bis ein rotbrauner Niederschlag entsteht.

1 ml 0,1 N Silbernitratlösung ist 5,844 mg Natriumchlorid äquivalent.

[*h*] *Sorbitol:* 10,00 ml Lösung werden mit Wasser zu 250,0 ml aufgefüllt. 10,00 ml dieser Lösung werden in einem 200-ml-Erlenmeyerkolben nach Zusatz von 5,0 ml Wasser und 20,00 ml 0,1 N Natriumtetraoxojodatlösung im Wasserbad 10 min erhitzt. Anschließend wird die Lösung unter fließendem Wasser auf 20 °C abgekühlt, mit 0,50 g Kaliumhydrogenkarbonat, 25,00 ml 0,1 N Natriumarsenitlösung sowie 0,25 g Kaliumjodid versetzt und in dem verschlossenen Gefäß 15 min stehengelassen. Nach Zusatz von 2,0 ml Stärke-I wird die Lösung mit 0,1 N Jodlösung bis zur Blaufärbung titriert. Unter den gleichen Bedingungen ist ein Blindversuch durchzuführen.

1 ml 0,1 N Jodlösung ist 1,822 mg Sorbitol äquivalent.

Sonstige Prüfungen

[*i*] Die Lösung muß den unter „Injektions- und Infusionszubereitungen" (XIV, 13.0.) angegebenen Forderungen entsprechen.

[j] *Pyrogene Verunreinigungen* (X, 3.0.): Die Lösung muß den unter „Prüfung auf pyrogene Verunreinigungen" angegebenen Forderungen entsprechen. Die Mischung aus 75,0 ml Lösung und 25,0 ml Wasser zur Injektion wird als Prüflösung verwendet.

Aufbewahrung

In Infusionsflaschen oder anderen geeigneten Infusionsbehältnissen.

Infusio electrolytica 75 cum Sorbitolo 50

Elektrolyt-Infusionslösung 75 mit Sorbitol 50

Die Lösung enthält je 1000 ml 45 mval $Na^{\oplus}$, 25 mval $K^{\oplus}$, 5 mval $Mg^{2\oplus}$, 45 mval $Cl^{\ominus}$, 10 mval $H_2PO_4^{\ominus}$, 20 mval Azetat-Ionen und 50 g Sorbitol.
Gehalt an $K^{\oplus}$, $(Mg^{2\oplus})_{0,5}$ und $Na^{\oplus}$ insgesamt 73 bis 77 mmol je 1000 ml.
Gehalt an Chlorid-Ionen [$Cl^{\ominus}$ (35,45)] 1,59 bis 1,69 g je 1000 ml.
Gehalt an Sorbitol [$C_6H_{14}O_6$ (182,2)] 47,5 bis 52,5 g je 1000 ml.

Zusammensetzung:		
	Magnesiumchlorid	0,51 g
	Natriumchlorid	0,88 g
	Natriumdihydrogenphosphat	1,38 g
	Kaliumchlorid	1,86 g
	Natriumazetat	2,72 g
	besonders gereinigtes Sorbitol	50,00 g
	verdünnte Salzsäure	0,18 bis 0,40 ml
	Wasser zur Injektion	zu 1000,00 ml

Herstellung (XIV, 13.0.): Die Bestandteile werden in dem Wasser zur Injektion gelöst. Die Lösung wird mit verdünnter Salzsäure auf einen pH-Wert im Bereich von 5,4 bis 5,5 eingestellt, filtriert und nach dem Herstellungsverfahren Nr. 1 oder 2 weiterbehandelt.

Beschreibung

Klare, farblose Flüssigkeit.
Geruch nicht wahrnehmbar.
Geschmack schwach süß.

Identitätsprüfung

[*a*] *Reaktion:* Die Lösung zeigt einen pH-Wert (III, 7.0.) im Bereich von 5,0 bis 6,0.

[*b*] *Kalium-Ionen:* 5,0 ml Lösung geben nach Zusatz von 1,00 ml frisch bereiteter Natriumhexanitrokobaltat(III)-lösung (10,0 g/100,0 ml) eine Trübung oder einen gelben Niederschlag.

[*c*] *Magnesium-Ionen:* 10,0 ml Lösung zeigen nach Zusatz von 10 Tropfen Titangelblösung (0,050 g/100,0 ml) und 10 Tropfen 3 N Natronlauge eine rote Färbung. Beim Erhitzen zum Sieden entsteht ein roter, flockiger Niederschlag.

[*d*] *Natrium-Ionen:* Die Lösung färbt beim Erhitzen am Platindraht die nichtleuchtende Flamme kräftig gelb.

3065
2. AB – DDR/853/75

[e] *Azetat-Ionen:* Das Filtrat von [g] wird mit 1 Tropfen Phenolphthalein-I und anschließend tropfenweise mit 3 N Salzsäure versetzt, bis die Rotfärbung verschwindet. Nach Zusatz von 20 Tropfen Eisen(III)-chloridlösung (5,0 g/100,0 ml) zeigt die Lösung bei der Betrachtung von oben gegen einen weißen Untergrund eine orange oder rote Färbung.

[f] *Chlorid-Ionen:* 1,0 ml Lösung gibt nach Zusatz von 1,0 ml Wasser, 1,0 ml 5 N Salpetersäure und 1,0 ml 0,1 N Silbernitratlösung einen weißen Niederschlag. Der auf einem Filter gesammelte Niederschlag wird 2mal mit je 2,0 ml Wasser gewaschen. Der Niederschlag wird auf dem Filter mit 4,0 ml 6 N Ammoniaklösung versetzt. Das Filtrat gibt nach dem Ansäuern mit 5 N Salpetersäure einen weißen Niederschlag.

[g] *Phosphat-Ionen:* 20,0 ml Lösung werden auf 5,0 ml eingedampft, mit 4,0 ml Magnesiumammoniumsulfat-RL versetzt und zum Sieden erhitzt. Es entsteht ein weißer, kristalliner Niederschlag. Die Mischung wird filtriert.
Das Filtrat ist für die Prüfung nach [e] aufzubewahren.
Der mit 5,0 ml Wasser gewaschene Niederschlag zeigt nach Zusatz von 5 Tropfen 0,1 N Silbernitratlösung eine gelbe Färbung.

[h] *Sorbitol:* Die Prüfung wird, wie unter „Dünnschichtchromatografische Prüfung" (III, 12.0.) angegeben, durchgeführt.
Adsorptionsschicht: Kieselgel G. Zur Herstellung der Adsorbenssuspension wird statt Wasser 0,1 M Borsäurelösung verwendet.
Aufzutragende Lösung: 6 Tropfen Lösung werden mit Wasser zu 50,0 ml aufgefüllt. 5,0 µl dieser Lösung werden als Startfleck a aufgetragen.
Aufzutragende Lösung der Testsubstanz: 0,0300 g Sorbitol-Standard werden in 100,0 ml Wasser gelöst. 5,0 µl der Lösung werden als Startfleck b aufgetragen.
Beim Auftragen darf das Trocknen nicht durch einen Heißluftstrom beschleunigt werden.
Laufmittel: Wasser—iso-Propanol—Äthylazetat (54 + 34 + 12)
Trocknung: Die Dünnschichtplatte wird an der Luft aufbewahrt, bis das Laufmittel verdunstet ist.
Detektion: Reagenz I: frisch bereitete Natriumtetraoxojodatlösung (0,100 g/100,0 ml)
Reagenz II: Benzidin-RL*
Die Dünnschichtplatte wird mit dem Reagenz I und nach 5 min mit dem Reagenz II besprüht.
Auswertung: Der R_F-Wert des weißen Testsubstanzfleckes auf blauem Grund muß im Bereich von 0,25 bis 0,45 liegen.
Das Chromatogramm zeigt über dem Startpunkt a einen weißen Fleck auf blauem Grund mit dem R_F-Wert des Fleckes der Testsubstanz.

Gehaltsbestimmung

[i] *Kalium-, Magnesium- und Natrium-Ionen:* 20,00 ml Lösung werden, wie unter „Bestimmung von Kationen durch Ionenaustausch" (VII, 11.0.) angegeben, behandelt.

Vom ermittelten Gehalt sind zur Berücksichtigung der bei der Bestimmung erfaßten $H_2PO_4^{\ominus}$ 10 mmol abzuziehen.

[j] *Chlorid-Ionen:* 20,00 ml Lösung werden mit 3,0 ml 5 N Salpetersäure und 20,00 ml 0,1 N Silbernitratlösung versetzt. Nach Zusatz von 5,0 ml Eisen(III)-ammoniumsulfat-I und 5,0 ml Nitrobenzol wird der Überschuß an 0,1 N Silbernitratlösung mit 0,1 N Ammoniumthiozyanatlösung bis zur rötlichgelben Färbung titriert.

1 ml 0,1 N Silbernitratlösung ist 3,545 mg Chlorid-Ionen äquivalent.

[k] *Sorbitol:* 10,00 ml Lösung werden mit Wasser zu 250,0 ml aufgefüllt. 10,00 ml dieser Lösung werden in einem 200-ml-Erlenmeyerkolben nach Zusatz von 5,0 ml Wasser und 20,00 ml 0,1 N Natriumtetraoxojodatlösung im Wasserbad 10 min erhitzt. Anschließend wird die Lösung unter fließendem Wasser auf 20 °C abgekühlt, mit 0,50 g Kaliumhydrogenkarbonat, 25,00 ml 0,1 N Natriumarsenitlösung sowie 0,25 g Kaliumjodid versetzt und in dem verschlossenen Gefäß 15 min stehengelassen. Nach Zusatz von 2,0 ml Stärke-I wird die Lösung mit 0,1 N Jodlösung bis zur Blaufärbung titriert. Unter den gleichen Bedingungen ist ein Blindversuch durchzuführen.

1 ml 0,1 N Jodlösung ist 1,822 mg Sorbitol äquivalent.

Sonstige Prüfungen

[l] Die Lösung muß den unter „Injektions- und Infusionszubereitungen" (XIV, 13.0.) angegebenen Forderungen entsprechen.

[m] *Pyrogene Verunreinigungen* (X, 3.0.): Die Lösung muß den unter „Prüfung auf pyrogene Verunreinigungen" angegebenen Forderungen entsprechen. Die Mischung aus 75,0 ml Lösung und 25,0 ml Wasser zur Injektion wird als Prüflösung verwendet.

Aufbewahrung

In Infusionsflaschen oder anderen geeigneten Infusionsbehältnissen.

Infusio electrolytica 136 cum Sorbitolo 15

Elektrolyt-Infusionslösung 136 mit Sorbitol 15

Die Lösung enthält je 1000 ml 131 mval $Na^{\oplus}$, 4,2 mval $Ca^{2\oplus}$, 1,1 mval $Mg^{2\oplus}$, 104 mval $Cl^{\ominus}$, 32,3 mval Azetat-Ionen und 15 g Sorbitol.
Gehalt an $(Ca^{2\oplus})_{0,5}$, $(Mg^{2\oplus})_{0,5}$ und $Na^{\oplus}$ insgesamt 132 bis 140 mmol je 1000 ml.
Gehalt an Chlorid-Ionen [$Cl^{\ominus}$ (35,45)] 3,60 bis 3,82 g je 1000 ml.
Gehalt an Sorbitol [$C_6H_{14}O_6$ (182,2)] 14,25 bis 15,75 g je 1000 ml.

Zusammensetzung:	Magnesiumchlorid		0,11 g
	Kalziumchlorid		0,46 g
	Natriumazetat		4,40 g
	Natriumchlorid		5,77 g
	besonders gereinigtes Sorbitol		15,00 g
	verdünnte Salzsäure		0,18 ml
	Wasser zur Injektion	zu	1000,00 ml

Herstellung (XIV, 13.0.): Die Bestandteile werden in dem Wasser zur Injektion gelöst. Die Lösung wird filtriert und nach dem Herstellungsverfahren Nr. 1 oder 2 weiterbehandelt.

Beschreibung

Klare, farblose Flüssigkeit.
Geruch nicht wahrnehmbar.
Geschmack schwach salzig.

Prüflösung: 60,0 ml Lösung werden auf 6,0 ml eingedampft.

Identitätsprüfung

[*a*] *Reaktion:* Die Lösung zeigt einen pH-Wert (III, 7.0.) im Bereich von 6,0 bis 7,0.

[*b*] *Kalzium-Ionen:* 4,0 ml Prüflösung geben nach Zusatz von 10 Tropfen 5 N Essigsäure und 10 Tropfen Ammoniumoxalatlösung (4,00 g/100,0 ml) einen weißen Niederschlag, der sich nach Zusatz von 2,0 ml 6 N Salzsäure löst.

[*c*] *Magnesium-Ionen:* 2,0 ml Prüflösung werden in einem Porzellantiegel mit 15 Tropfen 10 N Schwefelsäure versetzt und erhitzt, bis keine weißen Dämpfe mehr entweichen. Der erkaltete Rückstand wird mit 2,0 ml Wasser versetzt und die Mischung filtriert. Das Filtrat gibt nach Zusatz von 1,0 ml Wasser, 10 Tropfen Titangelblösung (0,050 g/100,0 ml) und 10 Tropfen 3 N Natronlauge einen roten, flockigen Niederschlag.

[*d*] *Natrium-Ionen:* Die Lösung färbt beim Erhitzen am Platindraht die nichtleuchtende Flamme kräftig gelb.

[*e*] *Azetat-Ionen:* 10,0 ml Lösung zeigen nach Zusatz von 20 Tropfen Eisen(III)-chloridlösung (5,0 g/100,0 ml) bei der Betrachtung von oben gegen einen weißen Untergrund eine orange oder rote Färbung.

[*f*] *Chlorid-Ionen:* 2,0 ml Lösung geben nach Zusatz von 10 Tropfen 5 N Salpetersäure und 1,0 ml 0,1 N Silbernitratlösung einen weißen Niederschlag, der sich nach Zusatz von 2,0 ml 6 N Ammoniaklösung löst.

[*g*] *Sorbitol:* Die Prüfung wird, wie unter „Dünnschichtchromatografische Prüfung" (III, 12.0.) angegeben, durchgeführt.

Adsorptionsschicht: Kieselgel G. Zur Herstellung der Adsorbenssuspension wird statt Wasser 0,1 M Borsäurelösung verwendet.

Aufzutragende Lösung: 20 Tropfen Lösung werden mit Wasser zu 50,0 ml aufgefüllt. 5,0 µl dieser Lösung werden als Startfleck a aufgetragen.

Aufzutragende Lösung der Testsubstanz: 0,0300 g Sorbitol-Standard werden in 100,0 ml Wasser gelöst. 5,0 µl der Lösung werden als Startfleck b aufgetragen.

Beim Auftragen darf das Trocknen nicht durch einen Heißluftstrom beschleunigt werden.

Laufmittel: Wasser—iso-Propanol—Äthylazetat (54 + 34 + 12)

Trocknung: Die Dünnschichtplatte wird an der Luft aufbewahrt, bis das Laufmittel verdunstet ist.

Detektion: Reagenz I: frisch bereitete Natriumtetraoxojodatlösung (0,100 g/100,0 ml)
Reagenz II: Benzidin-RL*
Die Dünnschichtplatte wird mit dem Reagenz I und nach 5 min mit dem Reagenz II besprüht.

Auswertung: Der R_F-Wert des weißen Testsubstanzfleckes auf blauem Grund muß im Bereich von 0,25 bis 0,45 liegen.
Das Chromatogramm zeigt über dem Startpunkt a einen weißen Fleck auf blauem Grund mit dem R_F-Wert des Fleckes der Testsubstanz.

Gehaltsbestimmung

[*h*] *Kalzium-, Magnesium- und Natrium-Ionen:* 20,00 ml Lösung werden, wie unter „Bestimmung von Kationen durch Ionenaustausch" (VII, 11.0.) angegeben, behandelt.

[*i*] *Chlorid-Ionen:* 20,00 ml Lösung werden nach Zusatz von 10 Tropfen Kaliumchromat-I mit 0,1 N Silbernitratlösung titriert, bis ein rotbrauner Niederschlag entsteht.

1 ml 0,1 N Silbernitratlösung ist 3,545 mg Chlorid-Ionen äquivalent.

[*j*] *Sorbitol:* 25,00 ml Lösung werden mit Wasser zu 250,0 ml aufgefüllt. 15,00 ml dieser Lösung werden in einem 200-ml-Erlenmeyerkolben nach Zusatz von 20,00 ml 0,1 N Natriumtetraoxojodatlösung im Wasserbad 10 min erhitzt. Anschließend wird die

Lösung unter fließendem Wasser auf 20 °C abgekühlt, mit 0,50 g Kaliumhydrogenkarbonat, 25,00 ml 0,1 N Natriumarsenitlösung sowie 0,25 g Kaliumjodid versetzt und in dem verschlossenen Gefäß 15 min stehengelassen. Nach Zusatz von 2,0 ml Stärke-I wird die Lösung mit 0,1 N Jodlösung bis zur Blaufärbung titriert.
Unter den gleichen Bedingungen ist ein Blindversuch durchzuführen.

1 ml 0,1 N Jodlösung ist 1,822 mg Sorbitol äquivalent.

Sonstige Prüfungen

[*k*] Die Lösung muß den unter „Injektions- und Infusionszubereitungen" (XIV, 13.0.) angegebenen Forderungen entsprechen.

[*l*] *Pyrogene Verunreinigungen* (X, 3.0.): Die Lösung muß den unter „Prüfung auf pyrogene Verunreinigungen" angegebenen Forderungen entsprechen. Die Lösung wird als Prüflösung verwendet.

Aufbewahrung

In Infusionsflaschen oder anderen geeigneten Infusionsbehältnissen.

Infusio electrolytica 141 cum Sorbitolo 15

Elektrolyt-Infusionslösung 141 mit Sorbitol 15

Die Lösung enthält je 1000 ml 131 mval $Na^{\oplus}$, 4,7 mval $K^{\oplus}$, 4,2 mval $Ca^{2\oplus}$, 1,1 mval $Mg^{2\oplus}$, 104 mval $Cl^{\ominus}$, 37 mval Azetat-Ionen und 15 g Sorbitol.
Gehalt an $K^{\oplus}$, $(Ca^{2\oplus})_{0,5}$, $(Mg^{2\oplus})_{0,5}$ und $Na^{\oplus}$ insgesamt 137 bis 145 mmol je 1000 ml.
Gehalt an Chlorid-Ionen [$Cl^{\ominus}$ (35,45)] 3,56 bis 3,85 g je 1000 ml.
Gehalt an Sorbitol [$C_6H_{14}O_6$ (182,2)] 14,25 bis 15,75 g je 1000 ml.

Zusammensetzung:		
	Magnesiumchlorid	0,11 g
	Kaliumchlorid	0,35 g
	Kalziumchlorid	0,46 g
	Natriumazetat	5,04 g
	Natriumchlorid	5,49 g
	besonders gereinigtes Sorbitol	15,00 g
	verdünnte Salzsäure	0,18 ml
	Wasser zur Injektion	zu 1000,00 ml

Herstellung (XIV, 13.0.): Die Bestandteile werden in dem Wasser zur Injektion gelöst. Die Lösung wird filtriert und nach dem Herstellungsverfahren Nr. 1 oder 2 weiterbehandelt.

Beschreibung

Klare, farblose Flüssigkeit.
Geruch nicht wahrnehmbar.
Geschmack schwach salzig.

Prüflösung: 100,0 ml Lösung werden auf 10,0 ml eingedampft.

Identitätsprüfung

[a] *Reaktion:* Die Lösung zeigt einen pH-Wert (III, 7.0.) im Bereich von 6,0 bis 7,0.

[b] *Kalium-Ionen:* 3,0 ml Prüflösung geben nach Zusatz von 10 Tropfen 3 N Salzsäure und 1,00 ml 6 N Perchlorsäure einen weißen, kristallinen Niederschlag.

[c] *Kalzium-Ionen:* 4,0 ml Prüflösung geben nach Zusatz von 10 Tropfen 5 N Essigsäure und 10 Tropfen Ammoniumoxalatlösung (4,00 g/100,0 ml) einen weißen Niederschlag, der sich nach Zusatz von 2,0 ml 6 N Salzsäure löst.

[*d*] *Magnesium-Ionen:* 2,0 ml Prüflösung werden in einem Porzellantiegel mit 15 Tropfen 10 N Schwefelsäure versetzt und erhitzt, bis keine weißen Dämpfe mehr entweichen. Der erkaltete Rückstand wird mit 2,0 ml Wasser versetzt und die Mischung filtriert. Das Filtrat gibt nach Zusatz von 10 Tropfen Titangelblösung (0,050 g/100,0 ml) und 10 Tropfen 3 N Natronlauge einen roten, flockigen Niederschlag.

[*e*] *Natrium-Ionen:* Die Lösung färbt beim Erhitzen am Platindraht die nichtleuchtende Flamme kräftig gelb.

[*f*] *Azetat-Ionen:* 5,0 ml Lösung zeigen nach Zusatz von 20 Tropfen Eisen(III)-chloridlösung (5,0 g/100,0 ml) bei der Betrachtung von oben gegen einen weißen Untergrund eine orange oder rote Färbung.

[*g*] *Chlorid-Ionen:* 2,0 ml Lösung geben nach Zusatz von 10 Tropfen 5 N Salpetersäure und 1,0 ml 0,1 N Silbernitratlösung einen weißen Niederschlag, der sich nach Zusatz von 2,0 ml 6 N Ammoniaklösung löst.

[*h*] *Sorbitol:* Die Prüfung wird, wie unter „Dünnschichtchromatografische Prüfung" (III, 12.0.) angegeben, durchgeführt.

Adsorptionsschicht: Kieselgel G. Zur Herstellung der Adsorbenssuspension wird statt Wasser 0,1 M Borsäurelösung verwendet.

Aufzutragende Lösung: 8 Tropfen Lösung werden mit Wasser zu 50,0 ml aufgefüllt. 5,0 µl dieser Lösung werden als Startfleck a aufgetragen.

Aufzutragende Lösung der Testsubstanz: 0,0300 g Sorbitol-Standard werden in 100,0 ml Wasser gelöst. 5,0 µl der Lösung werden als Startfleck b aufgetragen.

Beim Auftragen darf das Trocknen nicht durch einen Heißluftstrom beschleunigt werden.

Laufmittel: Wasser—iso-Propanol—Äthylazetat (54 + 34 + 12)

Trocknung: Die Dünnschichtplatte wird an der Luft aufbewahrt, bis das Laufmittel verdunstet ist.

Detektion: Reagenz I: frisch bereitete Natriumtetraoxojodatlösung (0,100 g/100,0 ml)
Reagenz II: Benzidin-RL*
Die Dünnschichtplatte wird mit dem Reagenz I und nach 5 min mit dem Reagenz II besprüht.

Auswertung: Der R_F-Wert des weißen Testsubstanzfleckes auf blauem Grund muß im Bereich von 0,25 bis 0,45 liegen.
Das Chromatogramm zeigt über dem Startpunkt a einen weißen Fleck auf blauem Grund mit dem R_F-Wert des Fleckes der Testsubstanz.

Gehaltsbestimmung

[*i*] *Kalium-, Kalzium-, Magnesium- und Natrium-Ionen:* 20,00 ml Lösung werden, wie unter „Bestimmung von Kationen durch Ionenaustausch" (VII, 11.0.) angegeben, behandelt.

[*j*] *Chlorid-Ionen:* 20,00 ml Lösung werden nach Zusatz von 10 Tropfen Kaliumchromat-I mit 0,1 N Silbernitratlösung titriert, bis ein rotbrauner Niederschlag entsteht.

1 ml 0,1 N Silbernitratlösung ist 3,545 mg Chlorid-Ionen äquivalent.

[*k*] *Sorbitol:* 25,00 ml Lösung werden mit Wasser zu 250,0 ml aufgefüllt. 15,00 ml dieser Lösung werden in einem 200-ml-Erlenmeyerkolben nach Zusatz von 20,00 ml 0,1 N Natriumtetraoxojodatlösung im Wasserbad 10 min erhitzt. Anschließend wird die Lösung unter fließendem Wasser auf 20 °C abgekühlt, mit 0,50 g Kaliumhydrogenkarbonat, 25,00 ml 0,1 N Natriumarsenitlösung sowie 0,25 g Kaliumjodid versetzt und in dem verschlossenen Gefäß 15 min stehengelassen. Nach Zusatz von 2,0 ml Stärke-I wird die Lösung mit 0,1 N Jodlösung bis zur Blaufärbung titriert.
Unter den gleichen Bedingungen ist ein Blindversuch durchzuführen.

1 ml 0,1 N Jodlösung ist 1,822 mg Sorbitol äquivalent.

Sonstige Prüfungen

[*l*] Die Lösung muß den unter „Injektions- und Infusionszubereitungen" (XIV, 13.0.) angegebenen Forderungen entsprechen.

[*m*] *Pyrogene Verunreinigungen* (X, 3.0.): Die Lösung muß den unter „Prüfung auf pyrogene Verunreinigungen" angegebenen Forderungen entsprechen. Die Lösung wird als Prüflösung verwendet.

Aufbewahrung

In Infusionsflaschen oder anderen geeigneten Infusionsbehältnissen.

Infusio electrolytica 141 cum Sorbitolo 40

Elektrolyt-Infusionslösung 141 mit Sorbitol 40

Die Lösung enthält je 1000 ml 131 mval $Na^{\oplus}$, 4,7 mval $K^{\oplus}$, 4,2 mval $Ca^{2\oplus}$, 1,1 mval $Mg^{2\oplus}$, 104 mval $Cl^{\ominus}$, 37 mval Azetat-Ionen und 40 g Sorbitol.
Gehalt an $K^{\oplus}$, $(Ca^{2\oplus})_{0,5}$, $(Mg^{2\oplus})_{0,5}$ und $Na^{\oplus}$ insgesamt 137 bis 145 mmol je 1000 ml.
Gehalt an Chlorid-Ionen [$Cl^{\ominus}$ (35,45)] 3,56 bis 3,85 g je 1000 ml.
Gehalt an Sorbitol [$C_6H_{14}O_6$ (182,2)] 38,0 bis 42,0 g je 1000 ml.

Zusammensetzung:	Magnesiumchlorid	0,11 g
	Kaliumchlorid	0,35 g
	Kalziumchlorid	0,46 g
	Natriumazetat	5,04 g
	Natriumchlorid	5,49 g
	besonders gereinigtes Sorbitol	40,00 g
	verdünnte Salzsäure	0,18 ml
	Wasser zur Injektion	zu 1000,00 ml

Herstellung (XIV, 13.0.): Die Bestandteile werden in dem Wasser zur Injektion gelöst. Die Lösung wird filtriert und nach dem Herstellungsverfahren Nr. 1 oder 2 weiterbehandelt.

Beschreibung

Klare, farblose Flüssigkeit.
Geruch nicht wahrnehmbar.
Geschmack zunächst schwach salzig, dann süß.

Prüflösung: 100,0 ml Lösung werden auf 10,0 ml eingedampft.

Identitätsprüfung

[a] *Reaktion:* Die Lösung zeigt einen pH-Wert (III, 7.0.) im Bereich von 6,0 bis 7,0.

[b] *Kalium-Ionen:* 3,0 ml Prüflösung geben nach Zusatz von 10 Tropfen 3 N Salzsäure und 1,00 ml 6 N Perchlorsäure einen weißen, kristallinen Niederschlag.

[c] *Kalzium-Ionen:* 4,0 ml Prüflösung geben nach Zusatz von 10 Tropfen 5 N Essigsäure und 10 Tropfen Ammoniumoxalatlösung (4,00 g/100,0 ml) einen weißen Niederschlag, der sich nach Zusatz von 2,0 ml 6 N Salzsäure löst.

[*d*] *Magnesium-Ionen:* 2,0 ml Prüflösung werden in einem Porzellantiegel mit 15 Tropfen 10 N Schwefelsäure versetzt und erhitzt, bis keine weißen Dämpfe mehr entweichen. Der erkaltete Rückstand wird mit 2,0 ml Wasser versetzt und die Mischung filtriert. Das Filtrat gibt nach Zusatz von 1,0 ml Wasser, 10 Tropfen Titangelblösung (0,050 g/100,0 ml) und 10 Tropfen 3 N Natronlauge einen roten, flockigen Niederschlag.

[*e*] *Natrium-Ionen:* Die Lösung färbt beim Erhitzen am Platindraht die nichtleuchtende Flamme kräftig gelb.

[*f*] *Azetat-Ionen:* 5,0 ml Lösung zeigen nach Zusatz von 20 Tropfen Eisen(III)-chloridlösung (5,0 g/100,0 ml) bei der Betrachtung von oben gegen einen weißen Untergrund eine orange oder rote Färbung.

[*g*] *Chlorid-Ionen:* 2,0 ml Lösung geben nach Zusatz von 10 Tropfen 5 N Salpetersäure und 1,0 ml 0,1 N Silbernitratlösung einen weißen Niederschlag, der sich nach Zusatz von 2,0 ml 6 N Ammoniaklösung löst.

[*h*] *Sorbitol:* Die Prüfung wird, wie unter „Dünnschichtchromatografische Prüfung" (III, 12.0.) angegeben, durchgeführt.

Adsorptionsschicht: Kieselgel G. Zur Herstellung der Adsorbenssuspension wird statt Wasser 0,1 M Borsäurelösung verwendet.

Aufzutragende Lösung: 20 Tropfen Lösung werden mit Wasser zu 50,0 ml aufgefüllt. 5,0 µl dieser Lösung werden als Startfleck a aufgetragen.

Aufzutragende Lösung der Testsubstanz: 0,0300 g Sorbitol-Standard werden in 100,0 ml Wasser gelöst. 5,0 µl der Lösung werden als Startfleck b aufgetragen.

Beim Auftragen darf das Trocknen nicht durch einen Heißluftstrom beschleunigt werden.

Laufmittel: Wasser—iso-Propanol—Äthylazetat (54 + 34 + 12)

Trocknung: Die Dünnschichtplatte wird an der Luft aufbewahrt, bis das Laufmittel verdunstet ist.

Detektion: Reagenz I: frisch bereitete Natriumtetraoxojodatlösung (0,100 g/100,0 ml)
Reagenz II: Benzidin-RL*
Die Dünnschichtplatte wird mit dem Reagenz I und nach 5 min mit dem Reagenz II besprüht.

Auswertung: Der R_F-Wert des weißen Testsubstanzfleckes auf blauem Grund muß im Bereich von 0,25 bis 0,45 liegen.
Das Chromatogramm zeigt über dem Startpunkt a einen weißen Fleck auf blauem Grund mit dem R_F-Wert des Fleckes der Testsubstanz.

Gehaltsbestimmung

[*i*] *Kalium-, Kalzium-, Magnesium- und Natrium-Ionen:* 20,00 ml Lösung werden, wie unter „Bestimmung von Kationen durch Ionenaustausch" (VII, 11.0.) angegeben, behandelt.

[j] *Chlorid-Ionen:* 20,00 ml Lösung werden nach Zusatz von 10 Tropfen Kaliumchromat-I mit 0,1 N Silbernitratlösung titriert, bis ein rotbrauner Niederschlag entsteht.

1 ml 0,1 N Silbernitratlösung ist 3,545 mg Chlorid-Ionen äquivalent.

[k] *Sorbitol:* 25,00 ml Lösung werden mit Wasser zu 250,0 ml aufgefüllt. 5,00 ml dieser Lösung werden in einem 200-ml-Erlenmeyerkolben nach Zusatz von 10,0 ml Wasser und 20,00 ml 0,1 N Natriumtetraoxojodatlösung im Wasserbad 10 min erhitzt. Anschließend wird die Lösung unter fließendem Wasser auf 20 °C abgekühlt, mit 0,50 g Kaliumhydrogenkarbonat, 25,00 ml 0,1 N Natriumarsenitlösung sowie 0,25 g Kaliumjodid versetzt und in dem verschlossenen Gefäß 15 min stehengelassen. Nach Zusatz von 2,0 ml Stärke-I wird die Lösung mit 0,1 N Jodlösung bis zur Blaufärbung titriert. Unter den gleichen Bedingungen ist ein Blindversuch durchzuführen.

1 ml 0,1 N Jodlösung ist 1,822 mg Sorbitol äquivalent.

Sonstige Prüfungen

[l] Die Lösung muß den unter ,,Injektions- und Infusionszubereitungen" (XIV, 13.0.) angegebenen Forderungen entsprechen.

[m] *Pyrogene Verunreinigungen* (X, 3.0.): Die Lösung muß den unter ,,Prüfung auf pyrogene Verunreinigungen" angegebenen Forderungen entsprechen. Die Mischung aus 50,0 ml Lösung und 50,0 ml Wasser zur Injektion wird als Prüflösung verwendet.

Aufbewahrung

In Infusionsflaschen oder anderen geeigneten Infusionsbehältnissen.

3065
2. AB – DDR/856/75

Infusio electrolytica 153 cum Sorbitolo 50

Elektrolyt-Infusionslösung 153 mit Sorbitol 50

Die Lösung enthält je 1 000 ml 140 mval $Na^{\oplus}$, 5 mval $K^{\oplus}$, 5 mval $Ca^{2\oplus}$, 3 mval $Mg^{2\oplus}$, 103 mval $Cl^{\ominus}$, 50 mval Azetat-Ionen und 50 g Sorbitol.
Gehalt an $K^{\oplus}$, $(Ca^{2\oplus})_{0,5}$, $(Mg^{2\oplus})_{0,5}$ und $Na^{\oplus}$ insgesamt 151 bis 156 mmol je 1 000 ml.
Gehalt an Chlorid-Ionen [$Cl^{\ominus}$ (35,45)] 3,58 bis 3,75 g je 1 000 ml.
Gehalt an Sorbitol [$C_6H_{14}O_6$ (182,2)] 47,5 bis 52,5 g je 1 000 ml.

Zusammensetzung:		
	Magnesiumchlorid	0,30 g
	Kaliumchlorid	0,37 g
	Kalziumchlorid	0,55 g
	Natriumchlorid	5,26 g
	Natriumazetat	6,80 g
	besonders gereinigtes Sorbitol	50,00 g
	verdünnte Salzsäure	0,18 g
	Wasser zur Injektion	zu 1 000,00 ml

Herstellung (XIV, 13.0.): Die Bestandteile werden in dem Wasser zur Injektion gelöst. Die Lösung wird filtriert und nach dem Herstellungsverfahren Nr. 1 oder 2 weiterbehandelt.

Beschreibung

Klare, farblose Flüssigkeit.
Geruch nicht wahrnehmbar.
Geschmack schwach süß.

Prüflösung: 120,0 ml Lösung werden auf 6,0 ml eingedampft. Diese Lösung wird erforderlichenfalls filtriert und als Prüflösung verwendet.

Identitätsprüfung

[a] *Reaktion:* Die Lösung zeigt einen pH-Wert (III, 7.0.) im Bereich von 6,0 bis 7,0.

[b] *Kalium-Ionen:* 2,0 ml Prüflösung geben nach Zusatz von 10 Tropfen 3 N Salzsäure und 1,00 ml 6 N Perchlorsäure einen weißen, kristallinen Niederschlag.

[c] *Kalzium-Ionen:* 2,0 ml Prüflösung geben nach Zusatz von 10 Tropfen 5 N Essigsäure und 10 Tropfen Ammoniumoxalatlösung (4,00 g/100,0 ml) einen weißen Niederschlag, der sich nach Zusatz von 2,0 ml 6 N Salzsäure löst.

[*d*] *Magnesium-Ionen:* 1,0 ml Prüflösung wird in einem Porzellantiegel mit 15 Tropfen 10 N Schwefelsäure versetzt und erhitzt, bis keine weißen Dämpfe mehr entweichen. Der erkaltete Rückstand wird mit 1,00 ml Wasser versetzt und die Mischung filtriert. Das Filtrat gibt nach Zusatz von 1,0 ml Wasser, 10 Tropfen Titangelblösung (0,050 g/100,0 ml) und 10 Tropfen 3 N Natronlauge einen roten, flockigen Niederschlag.

[*e*] *Natrium-Ionen:* Die Lösung färbt beim Erhitzen am Platindraht die nichtleuchtende Flamme kräftig gelb.

[*f*] *Azetat-Ionen:* 10,0 ml Lösung zeigen nach Zusatz von 20 Tropfen Eisen(III)-chloridlösung (5,0 g/100,0 ml) bei der Betrachtung von oben gegen einen weißen Untergrund eine orange oder rote Färbung.

[*g*] *Chlorid-Ionen:* 2,0 ml Lösung geben nach Zusatz von 10 Tropfen 5 N Salpetersäure und 1,0 ml 0,1 N Silbernitratlösung einen weißen Niederschlag, der sich nach Zusatz von 2,0 ml 6 N Ammoniaklösung löst.

[*h*] *Sorbitol:* Die Prüfung wird, wie unter ,,Dünnschichtchromatografische Prüfung" (III, 12.0.) angegeben, durchgeführt.

Adsorptionsschicht: Kieselgel G. Zur Herstellung der Adsorbenssuspension wird statt Wasser 0,1 M Borsäurelösung verwendet.

Aufzutragende Lösung: 6 Tropfen Lösung werden mit Wasser zu 50,0 ml aufgefüllt. 5,0 µl dieser Lösung werden als Startfleck a aufgetragen.

Aufzutragende Lösung der Testsubstanz: 0,0300 g Sorbitol-Standard werden in 100,0 ml Wasser gelöst. 5,0 µl der Lösung werden als Startfleck b aufgetragen.

Beim Auftragen darf das Trocknen nicht durch einen Heißluftstrom beschleunigt werden.

Laufmittel: Wasser—iso-Propanol—Äthylazetat (54 + 34 + 12)

Trocknung: Die Dünnschichtplatte wird an der Luft aufbewahrt, bis das Laufmittel verdunstet ist.

Detektion: Reagenz I: frisch bereitete Natriumtetraoxojodatlösung (0,100 g/100,0 ml)
Reagenz II: Benzidin-RL*
Die Dünnschichtplatte wird mit dem Reagenz I und nach 5 min mit dem Reagenz II besprüht.

Auswertung: Der R_F-Wert des weißen Testsubstanzfleckes auf blauem Grund muß im Bereich von 0,25 bis 0,45 liegen.
Das Chromatogramm zeigt über dem Startpunkt a einen weißen Fleck auf blauem Grund mit dem R_F-Wert des Fleckes der Testsubstanz.

Gehaltsbestimmung

[*i*] *Kalium-, Kalzium-, Magnesium- und Natrium-Ionen:* 20,00 ml Lösung werden, wie unter ,,Bestimmung von Kationen durch Ionenaustausch" (VII, 11.0.) angegeben, behandelt.

[j] *Chlorid-Ionen:* 20,00 ml Lösung werden nach Zusatz von 10 Tropfen Kaliumchromat-I mit 0,1 N Silbernitratlösung titriert, bis ein rotbrauner Niederschlag entsteht.

1 ml 0,1 N Silbernitratlösung ist 3,545 mg Chlorid-Ionen äquivalent.

[k] *Sorbitol:* 10,00 ml Lösung werden mit Wasser zu 250,0 ml aufgefüllt. 10,00 ml dieser Lösung werden in einem 200-ml-Erlenmeyerkolben nach Zusatz von 5,0 ml Wasser und 20,00 ml 0,1 N Natriumtetraoxojodatlösung im Wasserbad 10 min erhitzt. Anschließend wird die Lösung unter fließendem Wasser auf 20 °C abgekühlt, mit 0,50 g Kaliumhydrogenkarbonat, 25,00 ml 0,1 N Natriumarsenitlösung sowie 0,25 g Kaliumjodid versetzt und in dem verschlossenen Gefäß 15 min stehengelassen. Nach Zusatz von 2,0 ml Stärke-I wird die Lösung mit 0,1 N Jodlösung bis zur Blaufärbung titriert. Unter den gleichen Bedingungen ist ein Blindversuch durchzuführen.

1 ml 0,1 N Jodlösung ist 1,822 mg Sorbitol äquivalent.

Sonstige Prüfungen

[l] Die Lösung muß den unter „Injektions- und Infusionszubereitungen" (XIV, 13.0.) angegebenen Forderungen entsprechen.

[m] *Pyrogene Verunreinigungen* (X, 3.0.): Die Lösung muß den unter „Prüfung auf pyrogene Verunreinigungen" angegebenen Forderungen entsprechen. Die Mischung aus 50,0 ml Lösung und 50,0 ml Wasser zur Injektion wird als Prüflösung verwendet.

Aufbewahrung

In Infusionsflaschen oder anderen geeigneten Infusionsbehältnissen.

3065
2. AB – DDR/857/75

Infusio Fructosi 50

Fruktose-Infusionslösung 50

Die Lösung enthält je 1000 ml 200 kcal entsprechend 837 kJ.
Gehalt 47,5 bis 52,5 g Fruktose [$C_6H_{12}O_6$ (180,2)] je 1000 ml.

Zusammensetzung:	besonders gereinigte Fruktose	50,0 g
	Wasser zur Injektion	zu 1000,0 ml

Herstellung (XIV, 13.0.): Die besonders gereinigte Fruktose wird in dem Wasser zur Injektion gelöst. Die Lösung wird mit etwa 0,05 ml verdünnter Salzsäure auf den pH-Wert von 4,0 ± 0,2 eingestellt, filtriert und unverzüglich nach dem Herstellungsverfahren Nr. 1 oder 2 weiterbehandelt.

Beschreibung

Klare, farblose oder schwach gelbliche Flüssigkeit.
Geruch nicht wahrnehmbar.
Geschmack süß.

Identitätsprüfung

[a] *Optische Drehung* (III, 6.0.): $\alpha_D^{20} = -4{,}39$ bis $-4{,}85°$

[b] *Reaktion:* Die Lösung zeigt einen pH-Wert (III, 7.0.) im Bereich von 3,0 bis 5,5.

[c] *Fruktose:* Die Prüfung wird, wie unter „Dünnschichtchromatografische Prüfung" (III, 12.0.) angegeben, durchgeführt.
Zelluloseschicht: Zellulosepulver FND
Aufzutragende Lösung: 12 Tropfen Lösung werden mit Wasser zu 25,0 ml aufgefüllt. 5,0 µl dieser Lösung werden als Startfleck a aufgetragen.
Aufzutragende Lösung der Testsubstanz: 0,0300 g Fruktose-Vergleichssubstanz werden in 25,0 ml Wasser gelöst. 5,0 µl der Lösung werden als Startfleck b aufgetragen.
Beim Auftragen darf das Trocknen nicht durch einen Heißluftstrom beschleunigt werden.
Laufmittel: Äthylazetat—Pyridin—Wasser (61 + 23 + 16). Es wird 3mal chromatografiert und die Dünnschichtplatte zwischendurch jeweils an der Luft 10 min aufbewahrt.
Trocknung: Die Dünnschichtplatte wird nach dem letzten Chromatografieren an der Luft aufbewahrt, bis das Laufmittel verdunstet ist.

Detektion: Reagenz: Anilin-RL*
Die Dünnschichtplatte wird nach dem Besprühen mit dem Reagenz bei 105 bis 115 °C 20 min erhitzt.
Auswertung: Das Chromatogramm zeigt über den Startpunkten a und b in gleicher Entfernung von den Startpunkten je einen braunen Fleck.

Reinheitsprüfung

[d] *Farbe* (VI, 3.0.): 5,0 ml Lösung dürfen nicht stärker gefärbt sein als 5,0 ml Farb-VL Gr 3 oder Ge 3.

Gehaltsbestimmung

[e] *Fruktose:* Von der Lösung wird der Drehungswinkel α_D^{20}, wie unter „Bestimmung der optischen Drehung" (III, 6.0.) angegeben, bestimmt. Es ist ein Beobachtungsrohr von 20 cm Länge und ein Polarimeter, an dem der Drehungswinkel α_D^{20} mindestens auf 0,05° genau gemessen werden kann, zu verwenden.

Berechnung:

Gramm Fruktose je 1000 ml = 5,41 α_D^{20}

Sonstige Prüfungen

[f] Die Lösung muß den unter „Injektions- und Infusionszubereitungen" (XIV, 13.0.) angegebenen Forderungen entsprechen.

[g] *Pyrogene Verunreinigungen* (X, 3.0.): Die Lösung muß den unter „Prüfung auf pyrogene Verunreinigungen" angegebenen Forderungen entsprechen. Die Lösung wird als Prüflösung verwendet.

Aufbewahrung

In Infusionsflaschen oder anderen geeigneten Infusionsbehältnissen.

Infusio Fructosi 100

Fruktose-Infusionslösung 100

Die Lösung enthält je 1000 ml 400 kcal entsprechend 1675 kJ.
Gehalt 95,0 bis 105,0 g Fruktose [($C_6H_{12}O_6$ (180,2)] je 1000 ml.

Zusammensetzung: besonders gereinigte Fruktose 100,0 g
Wasser zur Injektion zu 1000,0 ml

Herstellung (XIV, 13.0.): Die besonders gereinigte Fruktose wird in dem Wasser zur Injektion unter Erhitzen gelöst. Die Lösung wird mit etwa 0,05 ml verdünnter Salzsäure auf den pH-Wert von 4,0 $\pm$ 0,2 eingestellt, filtriert und unverzüglich nach dem Herstellungsverfahren Nr. 1 oder 2 weiterbehandelt.

Beschreibung

Klare, farblose oder gelbliche Flüssigkeit.
Geruch nicht wahrnehmbar.
Geschmack süß.

Identitätsprüfung

[a] *Optische Drehung* (III, 6.0.): $\alpha_D^{20} = -8{,}78$ bis $-9{,}70°$

[b] *Reaktion:* Die Lösung zeigt einen pH-Wert (III, 7.0.) im Bereich von 3,0 bis 5,5.

[c] *Fruktose:* Die Prüfung wird, wie unter „Dünnschichtchromatografische Prüfung" (III, 12.0.) angegeben, durchgeführt.
Zelluloseschicht: Zellulosepulver FND
Aufzutragende Lösung: 6 Tropfen Lösung werden mit Wasser zu 25,0 ml aufgefüllt. 5,0 µl dieser Lösung werden als Startfleck a aufgetragen.
Aufzutragende Lösung der Testsubstanz: 0,0300 g Fruktose-Vergleichssubstanz werden in 25,0 ml Wasser gelöst. 5,0 µl der Lösung werden als Startfleck b aufgetragen. Beim Auftragen darf das Trocknen nicht durch einen Heißluftstrom beschleunigt werden.
Laufmittel: Äthylazetat—Pyridin—Wasser (61 + 23 + 16). Es wird 3mal chromatografiert und die Dünnschichtplatte zwischendurch jeweils an der Luft 10 min aufbewahrt.
Trocknung: Die Dünnschichtplatte wird nach dem letzten Chromatografieren an der Luft aufbewahrt, bis das Laufmittel verdunstet ist.
Detektion: Reagenz: Anilin-RL*
Die Dünnschichtplatte wird nach dem Besprühen mit dem Reagenz bei 105 bis 115 °C 20 min erhitzt.

Auswertung: Das Chromatogramm zeigt über den Startpunkten a und b in gleicher Entfernung von den Startpunkten je einen braunen Fleck.

Reinheitsprüfung

[*d*] *Farbe* (VI, 3.0.): 5,0 ml Lösung dürfen nicht stärker gefärbt sein als 5,0 ml Farb-VL Ge 4.

Gehaltsbestimmung

[*e*] *Fruktose:* Von der Lösung wird der Drehungswinkel α_D^{20}, wie unter „Bestimmung der optischen Drehung" (III, 6.0.) angegeben, bestimmt. Es ist ein Polarimeter, an dem der Drehungswinkel α_D^{20} mindestens auf 0,05° gemessen werden kann, zu verwenden.

Berechnung:

Gramm Fruktose je 1000 ml = 10,82 α_D^{20}

Sonstige Prüfungen

[*f*] Die Lösung muß den unter „Injektions- und Infusionszubereitungen" (XIV, 13.0.) angegebenen Forderungen entsprechen.

[*g*] *Pyrogene Verunreinigungen* (X, 3.0.): Die Lösung muß den unter „Prüfung auf pyrogene Verunreinigungen" angegebenen Forderungen entsprechen. Die Mischung aus 50,0 ml Lösung und 50,0 ml Wasser zur Injektion wird als Prüflösung verwendet.

Aufbewahrung

In Infusionsflaschen oder anderen geeigneten Infusionsbehältnissen.

Infusio Fructosi 200

Fruktose-Infusionslösung 200

Die Lösung enthält je 1000 ml 800 kcal entsprechend 3350 kJ.
Gehalt 190,0 bis 210,0 g Fruktose [$C_6H_{12}O_6$ (180,2)] je 1000 ml.

Zusammensetzung:	besonders gereinigte Fruktose	200,0 g
	Wasser zur Injektion	zu 1000,0 ml

Herstellung (XIV, 13.0.): Die besonders gereinigte Fruktose wird in dem Wasser zur Injektion unter Erhitzen gelöst. Die Lösung wird mit etwa 0,05 ml verdünnter Salzsäure auf den pH-Wert von 4,0 ± 0,2 eingestellt, filtriert und unverzüglich nach dem Herstellungsverfahren Nr. 1 oder 2 weiterbehandelt.

Beschreibung

Klare, farblose oder gelbliche Flüssigkeit.
Geruch nicht wahrnehmbar.
Geschmack süß.

Identitätsprüfung

[*a*] *Optische Drehung* (III, 6.0.): $\alpha_D^{20} = -17{,}6$ bis $-19{,}4°$

[*b*] *Reaktion:* Die Lösung zeigt einen pH-Wert (III, 7.0.) im Bereich von 3,0 bis 5,5.

[*c*] *Fruktose:* Die Prüfung wird, wie unter „Dünnschichtchromatografische Prüfung" (III, 12.0.) angegeben, durchgeführt.

Zelluloseschicht: Zellulosepulver FND

Aufzutragende Lösung: 2 Tropfen Lösung werden mit Wasser zu 20,0 ml aufgefüllt. 5,0 µl dieser Lösung werden als Startfleck a aufgetragen.

Aufzutragende Lösung der Testsubstanz: 0,0300 g Fruktose-Vergleichssubstanz werden in 25,0 ml Wasser gelöst. 5,0 µl der Lösung werden als Startfleck b aufgetragen. Beim Auftragen darf das Trocknen nicht durch einen Heißluftstrom beschleunigt werden.

Laufmittel: Äthylazetat—Pyridin—Wasser (61 + 23 + 16). Es wird 3mal chromatografiert und die Dünnschichtplatte zwischendurch jeweils an der Luft 10 min aufbewahrt.

Trocknung: Die Dünnschichtplatte wird nach dem letzten Chromatografieren an der Luft aufbewahrt, bis das Laufmittel verdunstet ist.

Detektion: Reagenz: Anilin-RL*

Die Dünnschichtplatte wird nach dem Besprühen mit dem Reagenz bei 105 bis 115 °C 20 min erhitzt.

Auswertung: Das Chromatogramm zeigt über den Startpunkten a und b in gleicher Entfernung von den Startpunkten je einen braunen Fleck.

Reinheitsprüfung

[*d*] Farbe (VI, 3.0.): 5,0 ml Lösung dürfen nicht stärker gefärbt sein als 5,0 ml Farb-VL Ge 4.

Gehaltsbestimmung

[*e*] ***Fruktose:*** 25,00 ml Lösung werden nach Zusatz von 4 Tropfen 3 N Ammoniaklösung mit Wasser zu 50,00 ml aufgefüllt. Von dieser Lösung wird nach 30 min der Drehungswinkel α_D^{20}, wie unter „Bestimmung der optischen Drehung" (III, 6.0.) angegeben, bestimmt. Es ist ein Polarimeter, an dem der Drehungswinkel α_D^{20} mindestens auf 0,05° genau gemessen werden kann, zu verwenden.
Berechnung: Gramm Fruktose je 1000 ml = 21,65 α_D^{20}.

Sonstige Prüfungen

[*f*] Die Lösung muß den unter „Injektions- und Infusionszubereitungen" (XIV, 13.0.) angegebenen Forderungen entsprechen.

[*g*] *Pyrogene Verunreinigungen* (X, 3.0.): Die Lösung muß den unter „Prüfung auf pyrogene Verunreinigungen" angegebenen Forderungen entsprechen. Die Mischung aus 25,0 ml Lösung und 75,0 ml Wasser zur Injektion wird als Prüflösung verwendet.

Aufbewahrung

In Infusionsflaschen oder anderen geeigneten Infusionsbehältnissen.

Infusio Fructosi 400

Fruktose-Infusionslösung 400

Die Lösung enthält je 1 000 ml 1 600 kcal entsprechend 6 700 kJ.
Gehalt 370,0 bis 430,0 g Fruktose [$C_6H_{12}O_6$ (180,2)] je 1 000 ml.

Zusammensetzung:	besonders gereinigte Fruktose	400,0 g
	Wasser zur Injektion	zu 1 000,0 ml

Herstellung (XIV, 13.0.): Die besonders gereinigte Fruktose wird in dem Wasser zur Injektion unter Erhitzen gelöst. Die Lösung wird mit etwa 0,05 ml verdünnter Salzsäure auf den pH-Wert von 4,0 ± 0,2 eingestellt, filtriert und unverzüglich nach dem Herstellungsverfahren Nr. 1 oder 2 weiterbehandelt.

Beschreibung

Klare, farblose oder gelbe Flüssigkeit.
Geruch nicht wahrnehmbar.
Geschmack süß.

Identitätsprüfung

[a] *Optische Drehung* (III, 6.0.): $\alpha_D^{20} = -35,1$ bis $-38,8°$

[b] *Reaktion:* Die Lösung zeigt einen pH-Wert (III, 7.0.) im Bereich von 3,0 bis 5,5.

[c] *Fruktose:* Die Prüfung wird, wie unter „Dünnschichtchromatografische Prüfung" (III, 12.0.) angegeben, durchgeführt.
Zelluloseschicht: Zellulosepulver FND
Aufzutragende Lösung: 2 Tropfen Lösung werden mit Wasser zu 35,0 ml aufgefüllt. 5,0 µl dieser Lösung werden als Startfleck a aufgetragen.
Aufzutragende Lösung der Testsubstanz: 0,0300 g Fruktose-Vergleichssubstanz werden in Wasser zu 25,0 ml gelöst. 5,0 µl der Lösung werden als Startfleck b aufgetragen.
Beim Auftragen darf das Trocknen nicht durch einen Heißluftstrom beschleunigt werden.
Laufmittel: Äthylazetat—Pyridin—Wasser (61 + 23 + 16). Es wird 3mal chromatografiert und die Dünnschichtplatte zwischendurch jeweils an der Luft 10 min aufbewahrt.
Trocknung: Die Dünnschichtplatte wird nach dem letzten Chromatografieren an der Luft aufbewahrt, bis das Laufmittel verdunstet ist.
Detektion: Reagenz: Anilin-RL*

Die Dünnschichtplatte wird nach dem Besprühen mit dem Reagenz bei 105 °C bis 115 °C 20 min erhitzt.

Auswertung: Das Chromatogramm zeigt über den Startpunkten a und b in gleicher Entfernung von den Startpunkten je einen braunen Fleck.

Reinheitsprüfung

[d] *Farbe* (VI, 3.0.): 5,0 ml Lösung dürfen nicht stärker gefärbt sein als 5,0 ml Farb-VL Ge 5.

Gehaltsbestimmung

[e] *Fruktose:* 25,00 ml Lösung werden nach Zusatz von 4 Tropfen 3 N Ammoniaklösung mit Wasser zu 100,00 ml aufgefüllt. Von dieser Lösung wird nach 30 min der Drehungswinkel α_D^{20}, wie unter „Bestimmung der optischen Drehung" (III, 6.0.) angegeben, bestimmt. Es ist ein Polarimeter, an dem der Drehungswinkel α_D^{20} mindestens auf 0,05° genau gemessen werden kann, zu verwenden.

Berechnung:

Gramm Fruktose je 1 000 ml = 43,29 α_D^{20}

Sonstige Prüfungen

[f] Die Lösung muß den unter „Injektions- und Infusionszubereitungen" (XIV, 13.0.) angegebenen Forderungen entsprechen.

[g] *Pyrogene Verunreinigungen* (X, 3.0.): Die Lösung muß den unter „Prüfung auf pyrogene Verunreinigungen" angegebenen Forderungen entsprechen. Die Mischung aus 12,5 ml Lösung und 87,5 ml Wasser zur Injektion wird als Prüflösung verwendet.

Aufbewahrung

In Infusionsflaschen oder anderen geeigneten Infusionsbehältnissen.

Infusio Fructosi 100 cum Aethanolo 50

Fruktose-Infusionslösung 100 mit Äthanol 50

Die Lösung enthält je 1000 ml 740 kcal entsprechend 3093 kJ.
Gehalt an Fruktose [$C_6H_{12}O_6$ (180,2)] 95,0 bis 105,0 g je 1000 ml.
Gehalt an Äthanol, berechnet als C_2H_5OH, 43,0 bis 50,0 g je 1000 ml.

Zusammensetzung:		
	besonders gereinigte Fruktose	100,0 g
	Äthanol	50,0 g
	Wasser zur Injektion	zu 1000,0 ml

Herstellung (XIV, 13.0.): Die besonders gereinigte Fruktose wird in einem Teil des Wassers zur Injektion gelöst. Nach Zusatz des Äthanols wird die Lösung mit Wasser zur Injektion zu 1000,0 ml aufgefüllt. Diese Lösung wird mit etwa 0,05 ml verdünnter Salzsäure auf den pH-Wert von 4,0 ± 0,2 eingestellt, filtriert und unverzüglich nach dem Herstellungsverfahren Nr. 1 oder 2 weiterbehandelt. Die Entnahme der Behältnisse aus dem Dampfsterilisator darf erst 120 min nach der Abkühlung des Dampfsterilisators auf die Temperatur des Arbeitsraumes erfolgen. Die Behältnisse dürfen nur zu 80% gefüllt sein.

Beschreibung

Klare, farblose oder gelbliche Flüssigkeit.
Geruch schwach nach Äthanol.
Geschmack schwach nach Äthanol und süß.

Identitätsprüfung

[a] *Optische Drehung* (III, 6.0.): $\alpha_D^{20} = -8{,}78$ bis $-9{,}70°$

[b] *Reaktion:* Die Lösung zeigt einen pH-Wert (III, 7.0.) im Bereich von 3,0 bis 5,5.

[c] *Fruktose:* Die Prüfung wird, wie unter „Dünnschichtchromatografische Prüfung" (III, 12.0.) angegeben, durchgeführt.
Zelluloseschicht: Zellulosepulver FND
Aufzutragende Lösung: 6 Tropfen Lösung werden mit Wasser zu 25,0 ml aufgefüllt. 5,0 µl dieser Lösung werden als Startfleck a aufgetragen.
Aufzutragende Lösung der Testsubstanz: 0,0300 g Fruktose-Vergleichssubstanz werden in 25,0 ml Wasser gelöst. 5,0 µl der Lösung werden als Startfleck b aufgetragen.
Beim Auftragen darf das Trocknen nicht durch einen Heißluftstrom beschleunigt werden.
Laufmittel: Äthylazetat—Pyridin—Wasser (61 + 23 + 16).

Es wird 3mal chromatografiert und die Dünnschichtplatte zwischendurch jeweils an der Luft 10 min aufbewahrt.

Trocknung: Die Dünnschichtplatte wird nach dem letzten Chromatografieren an der Luft aufbewahrt, bis das Laufmittel verdunstet ist.

Detektion: Reagenz: Anilin-RL*

Die Dünnschichtplatte wird nach dem Besprühen mit dem Reagenz bei 105 bis 115 °C 20 min erhitzt.

Auswertung: Das Chromatogramm zeigt über den Startpunkten a und b in gleicher Entfernung von den Startpunkten je einen braunen Fleck.

[*d*] *Äthanol:* 5,0 ml Lösung werden mit 5,0 ml Kaliumdichromatlösung (5,0 g/100,0 ml) und 3,0 ml konzentrierter Schwefelsäure versetzt. In die entweichenden Dämpfe wird ein mit der unmittelbar vor der Verwendung bereiteten Mischung aus 9,5 ml frisch bereiteter Dinatriumpentazyanonitrosylferratlösung (1,00 g/100,0 ml) und 0,50 ml Piperidin angefeuchtetes Stück Filterpapier gehalten. Dieses zeigt eine kräftig blaue Färbung.

Reinheitsprüfung

[*e*] *Farbe* (VI, 3.0.): 5,0 ml Lösung dürfen nicht stärker gefärbt sein als 5,0 ml Farb-VL Ge 4.

Gehaltsbestimmung

[*f*] *Fruktose:* Von der Lösung wird der Drehungswinkel α_D^{20}, wie unter „Bestimmung der optischen Drehung“ (III, 6.0.) angegeben, bestimmt. Es ist ein Polarimeter, an dem der Drehungswinkel α_D^{20} mindestens auf 0,05° genau gemessen werden kann, zu verwenden.

Berechnung:

Gramm Fruktose je 1000 ml = 10,82 α_D^{20}

[*g*] *Äthanol:* 50,00 ml Lösung werden, wie unter „Bestimmung des Äthanolgehaltes“ (VII, 2.0.) angegeben, behandelt. Der Gehalt an C_2H_5OH wird in Gramm je 1000 ml angegeben.

Sonstige Prüfungen

[*h*] Die Lösung muß den unter „Injektions- und Infusionszubereitungen“ (XIV, 13.0.) angegebenen Forderungen entsprechen.

[*i*] *Pyrogene Verunreinigungen* (X, 3.0.): Die Lösung muß den unter „Prüfung auf pyrogene Verunreinigungen“ angegebenen Forderungen entsprechen. Die Mischung aus 50,0 ml Lösung und 50,0 ml Wasser zur Injektion wird als Prüflösung verwendet.

Aufbewahrung

In Infusionsflaschen oder anderen geeigneten Infusionsbehältnissen.

Infusio Glucosi 50

Glukose-Infusionslösung 50

Die Lösung enthält je 1000 ml 200 kcal entsprechend 837 kJ.
Gehalt 47,5 bis 52,5 g wasserfreie Glukose [$C_6H_{12}O_6$ (180,2)] je 1000 ml.

Zusammensetzung:	besonders gereinigte Glukose	55,0 g
	Wasser zur Injektion	zu 1000,0 ml

Herstellung (XIV, 13.0.): Die besonders gereinigte Glukose wird in dem Wasser zur Injektion gelöst. Die Lösung wird filtriert und unverzüglich nach dem Herstellungsverfahren Nr. 1 oder 2 weiterbehandelt.

Beschreibung

Klare, farblose oder schwach gelbliche Flüssigkeit.
Geruch nicht wahrnehmbar.
Geschmack schwach süß.

Identitätsprüfung

[*a*] *Optische Drehung* (III, 6.0.): $\alpha_D^{20} = +2{,}50$ bis $+2{,}77°$

[*b*] *Reaktion:* Die Lösung zeigt einen pH-Wert (III, 7.0.) im Bereich von 3,5 bis 5,5.

[*c*] *Glukose:* 10 Tropfen Lösung werden mit 10,0 ml Wasser versetzt. 1 Tropfen der Lösung wird auf die Indikatorzone eines Teststreifens Biophan G gegeben. Innerhalb 120 s zeigt die Indikatorzone eine grüne oder blaugrüne Färbung.

Reinheitsprüfung

[*d*] *Farbe* (VI, 3.0.): 5,0 ml Lösung dürfen nicht stärker gefärbt sein als 5,0 ml Farb-VL Ge 2 oder Gr 2.

Gehaltsbestimmung

[*e*] *Glukose:* Von der Lösung wird der Drehungswinkel α_D^{20}, wie unter „Bestimmung der optischen Drehung" (III, 6.0.) angegeben, bestimmt. Es ist ein Beobachtungsrohr von 20 cm Länge und ein Polarimeter, an dem der Drehungswinkel α_D^{20} mindestens auf 0,05° genau gemessen werden kann, zu verwenden.

Berechnung:

Gramm wasserfreie Glukose je 1000 ml = $9{,}488\ \alpha_D^{20}$

Sonstige Prüfungen

[*f*] Die Lösung muß den unter „Injektions- und Infusionszubereitungen" (XIV, 13.0.) angegebenen Forderungen entsprechen.

[*g*] *Pyrogene Verunreinigungen* (X, 3.0.): Die Lösung muß den unter „Prüfung auf pyrogene Verunreinigungen" angegebenen Forderungen entsprechen. Die Lösung wird als Prüflösung verwendet.

Aufbewahrung

In Infusionsflaschen oder anderen geeigneten Infusionsbehältnissen.

Infusio Glucosi 100

Glukose-Infusionslösung 100

Die Lösung enthält je 1000 ml 400 kcal entsprechend 1675 kJ.
Gehalt 95,0 bis 105,0 g wasserfreie Glukose [$C_6H_{12}O_6$ (180,2)] je 1000 ml.

Zusammensetzung:	besonders gereinigte Glukose	110,0 g
	Wasser zur Injektion	zu 1000,0 ml

Herstellung (XIV, 13.0.): Die besonders gereinigte Glukose wird in dem Wasser zur Injektion gelöst. Die Lösung wird filtriert und unverzüglich nach dem Herstellungsverfahren Nr. 1 oder 2 weiterbehandelt.

Beschreibung

Klare, farblose oder schwach gelbliche Flüssigkeit.
Geruch nicht wahrnehmbar.
Geschmack süß.

Identitätsprüfung

[*a*] *Optische Drehung* (III, 6.0.): $\alpha_D^{20} = +5{,}00$ bis $+5{,}53°$

[*b*] *Reaktion:* Die Lösung zeigt einen pH-Wert (III, 7.0.) im Bereich von 3,5 bis 5,5.

[*c*] *Glukose:* 5 Tropfen Lösung werden mit 10,0 ml Wasser versetzt. 1 Tropfen der Lösung wird auf die Indikatorzone eines Teststreifens Biophan G gegeben. Innerhalb 120 s zeigt die Indikatorzone eine grüne oder blaugrüne Färbung.

Reinheitsprüfung

[*d*] *Farbe* (VI, 3.0.): 5,0 ml Lösung dürfen nicht stärker gefärbt sein als 5,0 ml Farb-VL Ge 2 oder Gr 2.

Gehaltsbestimmung

[*e*] *Glukose:* Aus dem bei der Prüfung nach [*a*] erhaltenen Drehungswinkel α_D^{20} wird der Gehalt der Lösung wie folgt berechnet:
Gramm wasserfreie Glukose je 1000 ml = 18,98 α^{20}.
Es ist ein Polarimeter, an dem der Drehungswinkel α_D^{20} mindestens auf 0,05° genau gemessen werden kann, zu verwenden.

Sonstige Prüfungen

[*f*] Die Lösung muß den unter „Injektions- und Infusionszubereitungen" (XIV, 13.0.) angegebenen Forderungen entsprechen.

3065
2. AB – DDR/864/75

[g] *Pyrogene Verunreinigungen* (X, 3.0.): Die Lösung muß den unter „Prüfung auf pyrogene Verunreinigungen" angegebenen Forderungen entsprechen. Die Mischung aus 50,0 ml Lösung und 50,0 ml Wasser zur Injektion wird als Prüflösung verwendet.

Aufbewahrung

In Infusionsflaschen oder anderen geeigneten Infusionsbehältnissen.

Infusio Glucosi 200

Glukose-Infusionslösung 200

Die Lösung enthält je 1000 ml 800 kcal entsprechend 3350 kJ.
Gehalt 190,0 bis 210,0 g wasserfreie Glukose [$C_6H_{12}O_6$ (180,2)] je 1000 ml.

Zusammensetzung: besonders gereinigte Glukose 220,0 g
Wasser zur Injektion zu 1000,0 ml

Herstellung (XIV, 13.0.): Die besonders gereinigte Glukose wird in dem Wasser zur Injektion unter Erhitzen gelöst. Die Lösung wird filtriert und unverzüglich nach dem Herstellungsverfahren Nr. 1 oder 2 weiterbehandelt.

Beschreibung

Klare, farblose oder schwach gelbliche Flüssigkeit.
Geruch nicht wahrnehmbar.
Geschmack süß.

Identitätsprüfung

[a] *Optische Drehung* (III, 6.0.): $\alpha_D^{20} = +10{,}0$ bis $+11{,}1°$

[b] *Reaktion:* Die Lösung zeigt einen pH-Wert (III, 7.0.) im Bereich von 3,5 bis 5,5.

[c] *Glukose:* 2 Tropfen Lösung werden mit 10,0 ml Wasser versetzt. 1 Tropfen der Lösung wird auf die Indikatorzone eines Teststreifens Biophan G gegeben. Innerhalb 120 s zeigt die Indikatorzone eine grüne oder blaugrüne Färbung.

Reinheitsprüfung

[d] *Farbe* (VI, 3.0.): 5,0 ml Lösung dürfen nicht stärker gefärbt sein als 5,0 ml Farb-VL Ge 3 oder Gr 3.

Gehaltsbestimmung

[e] *Glukose:* 25,00 ml Lösung werden nach Zusatz von 4 Tropfen 3 N Ammoniaklösung mit Wasser zu 50,00 ml aufgefüllt. Von dieser Lösung wird nach 30 min der Drehungswinkel α_D^{20}, wie unter „Bestimmung der optischen Drehung" (III, 6.0.) angegeben, bestimmt. Es ist ein Polarimeter, an dem der Drehungswinkel α_D^{20} mindestens auf 0,05° genau gemessen werden kann, zu verwenden.

Berechnung:

Gramm wasserfreie Glukose je 1000 ml $= 37{,}95\ \alpha_D^{20}$

Sonstige Prüfungen

[*f*] Die Lösung muß den unter „Injektions- und Infusionszubereitungen“ (XIV, 13.0.) angegebenen Forderungen entsprechen.

[*g*] *Pyrogene Verunreinigungen* (X, 3.0.): Die Lösung muß den unter „Prüfung auf pyrogene Verunreinigungen“ angegebenen Forderungen entsprechen. Die Mischung aus 25,0 ml Lösung und 75,0 ml Wasser zur Injektion wird als Prüflösung verwendet.

Aufbewahrung

In Infusionsflaschen oder anderen geeigneten Infusionsbehältnissen.

Infusio Glucosi 400

Glukose-Infusionslösung 400

Die Lösung enthält je 1000 ml 1600 kcal entsprechend 6700 kJ.
Gehalt 380,0 bis 420,0 g wasserfreie Glukose [$C_6H_{12}O_6$ (180,2)] je 1000 ml.

Zusammensetzung:	besonders gereinigte Glukose	440,0 g
	Wasser zur Injektion	zu 1000,0 ml

Herstellung (XIV, 13.0.): Die besonders gereinigte Glukose wird in dem Wasser zur Injektion unter Erhitzen gelöst. Die Lösung wird filtriert und unverzüglich nach dem Herstellungsverfahren Nr. 1 oder 2 weiterbehandelt.

Beschreibung

Klare, farblose oder gelbliche Flüssigkeit.
Geruch nicht wahrnehmbar.
Geschmack süß.

Identitätsprüfung

[a] *Optische Drehung* (III, 6.0.): $\alpha_D^{20} = +20{,}0$ bis $+22{,}2°$

[b] *Reaktion:* Die Lösung zeigt einen pH-Wert (III, 7.0.) im Bereich von 3,5 bis 5,5.

[c] *Glukose:* 1 Tropfen Lösung wird mit 10,0 ml Wasser versetzt. 1 Tropfen der Lösung wird auf die Indikatorzone eines Teststreifens Biophan G gegeben. Innerhalb 120 s zeigt die Indikatorzone eine grüne oder blaugrüne Färbung.

Reinheitsprüfung

[d] *Farbe* (VI, 3.0.): 5,0 ml Lösung dürfen nicht stärker gefärbt sein als 5,0 ml Farb-VL Ge 4.

Gehaltsbestimmung

[e] *Glukose:* 25,00 ml Lösung werden nach Zusatz von 4 Tropfen 3 N Ammoniaklösung mit Wasser zu 100,00 ml aufgefüllt. Von dieser Lösung wird nach 30 min der Drehungswinkel α_D^{20}, wie unter „Bestimmung der optischen Drehung" (III, 6.0.) angegeben, bestimmt. Es ist ein Polarimeter, an dem der Drehungswinkel α_D^{20} mindestens auf 0,05° genau gemessen werden kann, zu verwenden.

Berechnung:

Gramm wasserfreie Glukose je 1000 ml = 75,90 α_D^{20}

Sonstige Prüfungen

[*f*] Die Lösung muß den unter ,,Injektions- und Infusionszubereitungen" (XIV, 13.0.) angegebenen Forderungen entsprechen.

[*g*] *Pyrogene Verunreinigungen* (X, 3.0.): Die Lösung muß den unter ,,Prüfung auf pyrogene Verunreinigungen" angegebenen Forderungen entsprechen. Die Mischung aus 12,5 ml Lösung und 87,5 ml Wasser zur Injektion wird als Prüflösung verwendet.

Aufbewahrung

In Infusionsflaschen oder anderen geeigneten Infusionsbehältnissen.

Infusio Mannitoli 100

Mannitol-Infusionslösung 100

Gehalt 95,0 bis 105,0 g Mannitol [$C_6H_{14}O_6$ (182,2)] je 1000 ml.

Zusammensetzung:	Mannitol	100,0 g
	Wasser zur Injektion	zu 1000,0 ml

Herstellung (XIV, 13.0.): Das Mannitol wird in dem Wasser zur Injektion unter Erwärmen gelöst. Die Lösung wird filtriert und nach dem Herstellungsverfahren Nr. 1 oder 2 weiterbehandelt.

Beschreibung

Klare, farblose oder schwach gelbliche Flüssigkeit.
Geruch nicht wahrnehmbar.
Geschmack süß.

Identitätsprüfung

[a] *Brechungsindex* (III, 1.0.): 1,346 bis 1,348

[b] *Reaktion:* Die Lösung zeigt einen pH-Wert (III, 7.0.) im Bereich von 4,0 bis 6,0.

[c] *Mannitol:* Die Prüfung wird, wie unter „Dünnschichtchromatografische Prüfung" (III, 12.0.) angegeben, durchgeführt.

Adsorptionsschicht: Kieselgel G. Zur Herstellung der Adsorbenssuspension wird statt Wasser 0,1 M Borsäurelösung verwendet.

Aufzutragende Lösung: 3 Tropfen Lösung werden mit Wasser zu 50,0 ml aufgefüllt. 5,0 µl dieser Lösung werden als Startfleck a aufgetragen.

Aufzutragende Lösung der Testsubstanz: 0,0300 g Mannitol-Standard werden in 100,0 ml Wasser gelöst. 5,0 µl der Lösung werden als Startfleck b aufgetragen.

Beim Auftragen darf das Trocknen nicht durch einen Heißluftstrom beschleunigt werden.

Laufmittel: Wasser—iso-Propanol—Äthylazetat (54 + 34 + 12)

Trocknung: Die Dünnschichtplatte wird an der Luft aufbewahrt, bis das Laufmittel verdunstet ist.

Detektion: Reagenz I: frisch bereitete Natriumtetraoxojodatlösung (0,100 g/100,0 ml)
Reagenz II: Benzidin-RL*
Die Dünnschichtplatte wird mit dem Reagenz I und nach 5 min mit dem Reagenz II besprüht.

Auswertung: Der R_F-Wert des weißen Testsubstanzfleckes auf blauem Grund muß im Bereich von 0,35 bis 0,55 liegen.
Das Chromatogramm zeigt über dem Startpunkt a einen weißen Fleck auf blauem Grund mit dem R_F-Wert des Fleckes der Testsubstanz.

Reinheitsprüfung

[d] *Farbe* (VI, 3.0.): 5,0 ml Lösung dürfen nicht stärker gefärbt sein als 5,0 ml Farb-VL Gr 1.

Gehaltsbestimmung

[e] *Mannitol:* 5,00 ml Lösung werden mit Wasser zu 250,0 ml aufgefüllt. 10,00 ml dieser Lösung werden in einem 200-ml-Erlenmeyerkolben nach Zusatz von 20,00 ml 0,1 N Natriumtetraoxojodatlösung im Wasserbad 10 min erhitzt. Anschließend wird die Lösung unter fließendem Wasser auf 20 °C abgekühlt, mit 0,50 g Kaliumhydrogenkarbonat, 25,00 ml 0,1 N Natriumarsenitlösung sowie 0,25 g Kaliumjodid versetzt und in dem verschlossenen Gefäß 15 min stehengelassen. Nach Zusatz von 2,0 ml Stärke-I wird die Lösung mit 0,1 N Jodlösung bis zur Blaufärbung titriert.
Unter den gleichen Bedingungen ist ein Blindversuch durchzuführen.

1 ml 0,1 N Jodlösung ist 1,822 mg Mannitol äquivalent.

Sonstige Prüfungen

[f] Die Lösung muß den unter „Injektions- und Infusionszubereitungen" (XIV, 13.0.) angegebenen Forderungen entsprechen.

[g] *Pyrogene Verunreinigungen* (X, 3.0.): Die Lösung muß den unter „Prüfung auf pyrogene Verunreinigungen" angegebenen Forderungen entsprechen. Die Mischung aus 50,0 ml Lösung und 50,0 ml Wasser zur Injektion wird als Prüflösung verwendet.

Aufbewahrung

In Infusionsflaschen oder anderen geeigneten Infusionsbehältnissen.

Infusio Mannitoli 200

Mannitol-Infusionslösung 200

Gehalt 190,0 bis 210,0 g Mannitol [$C_6H_{14}O_6$ (182,2)] je 1000 ml.

Zusammensetzung:	Mannitol	200,0 g
	Wasser zur Injektion	zu 1000,0 ml

Herstellung (XIV, 13.0.): Das Mannitol wird in dem Wasser zur Injektion unter Erwärmen gelöst. Die Lösung wird filtriert und nach dem Herstellungsverfahren Nr. 1 oder 2 weiterbehandelt.

Beschreibung

Klare, farblose oder schwach gelbliche Flüssigkeit, die kristalline Abscheidungen enthalten kann.
Geruch nicht wahrnehmbar.
Geschmack süß.
Vor der Durchführung der Prüfungen ist die Lösung gegebenenfalls zu erhitzen, bis sich kristalline Abscheidungen gelöst haben.

Identitätsprüfung

[a] *Brechungsindex* (III, 1.0.): 1,360 bis 1,368

[b] *Reaktion:* Die Lösung zeigt einen pH-Wert (III, 7.0.) im Bereich von 4,0 bis 6,0.

[c] *Mannitol:* Die Prüfung wird, wie unter „Dünnschichtchromatografische Prüfung" (III, 12.0.) angegeben, durchgeführt.

Adsorptionsschicht: Kieselgel G. Zur Herstellung der Adsorbenssuspension wird statt Wasser 0,1 M Borsäurelösung verwendet.

Aufzutragende Lösung: 2 Tropfen Lösung werden mit Wasser zu 50,0 ml aufgefüllt. 5,0 µl dieser Lösung werden als Startfleck a aufgetragen.

Aufzutragende Lösung der Testsubstanz: 0,0300 g Mannitol-Standard werden in 100,0 ml Wasser gelöst. 5,0 µl der Lösung werden als Startfleck b aufgetragen.

Beim Auftragen darf das Trocknen nicht durch einen Heißluftstrom beschleunigt werden.

Laufmittel: Wasser—iso-Propanol—Äthylazetat (54 + 34 + 12)

Trocknung: Die Dünnschichtplatte wird an der Luft aufbewahrt, bis das Laufmittel verdunstet ist.

Detektion: Reagenz I: frisch bereitete Natriumtetraoxojodatlösung (0,100 g/100,0 ml)
Reagenz II: Benzidin-RL*

Die Dünnschichtplatte wird mit dem Reagenz I und nach 5 min mit dem Reagenz II besprüht.

Auswertung: Der R_F-Wert des weißen Testsubstanzfleckes auf blauem Grund muß im Bereich von 0,35 bis 0,55 liegen. Das Chromatogramm zeigt über dem Startpunkt a einen weißen Fleck auf blauem Grund mit dem R_F-Wert des Fleckes der Testsubstanz.

Reinheitsprüfung

[*d*] *Farbe* (VI, 3.0.): 5,0 ml Lösung dürfen nicht stärker gefärbt sein als 5,0 ml Farb-VL Gr 2.

Gehaltsbestimmung

[*e*] *Mannitol:* 5,00 ml Lösung werden mit Wasser zu 500,0 ml aufgefüllt. 10,00 ml dieser Lösung werden in einem 200-ml-Erlenmeyerkolben nach Zusatz von 20,00 ml 0,1 N Natriumtetraoxojodatlösung im Wasserbad 10 min erhitzt. Anschließend wird die Lösung unter fließendem Wasser auf 20 °C abgekühlt, mit 0,50 g Kaliumhydrogenkarbonat, 25,00 ml 0,1 N Natriumarsenitlösung sowie 0,25 g Kaliumjodid versetzt und in dem verschlossenen Gefäß 15 min stehengelassen. Nach Zusatz von 2,0 ml Stärke-I wird die Lösung mit 0,1 N Jodlösung bis zur Blaufärbung titriert.
Unter den gleichen Bedingungen ist ein Blindversuch durchzuführen:

1 ml 0,1 N Jodlösung ist 1,822 mg Mannitol äquivalent.

Sonstige Prüfungen

[*f*] Die Lösung muß den unter „Injektions- und Infusionszubereitungen" (XIV, 13.0.) angegebenen Forderungen entsprechen.

[*g*] *Pyrogene Verunreinigungen* (X, 3.0.): Die Lösung muß den unter „Prüfung auf pyrogene Verunreinigungen" angegebenen Forderungen entsprechen. Die Mischung aus 25,0 ml Lösung und 75,0 ml Wasser zur Injektion wird als Prüflösung verwendet.

Aufbewahrung

In Infusionsflaschen oder anderen geeigneten Infusionsbehältnissen.

Es dürfen nur klare Lösungen infundiert werden.
Vor der Verwendung ist die Lösung gegebenenfalls zu erhitzen, bis sich kristalline Abscheidungen gelöst haben.

Infusio Natrii chlorati 154

Natriumchlorid-Infusionslösung 154

Die Lösung enthält je 1000 ml 154 mval $Na^{\oplus}$ und 154 mval $Cl^{\ominus}$.
Gehalt 8,60 bis 9,40 g Natriumchlorid [NaCl (58,44)] je 1000 ml.

Zusammensetzung:	Natriumchlorid		9,0 g
	Wasser zur Injektion	zu	1000,0 ml

Herstellung (XIV, 13.0.): Das Natriumchlorid wird in dem Wasser zur Injektion gelöst. Die Lösung wird filtriert und nach dem Herstellungsverfahren Nr. 1 oder 2 weiterbehandelt.

Die Überprüfung der unter **Beschreibung** angegebenen Forderungen, die **Identitätsprüfung**, **Gehaltsbestimmung** und **Sonstige Prüfungen** werden, wie unter „Injectio Natrii chlorati isotonica" angegeben, durchgeführt.

Aufbewahrung

In Infusionsflaschen oder anderen geeigneten Infusionsbehältnissen.

Wird isotonische Natriumchloridlösung zu Spülzwecken verordnet, so ist Natriumchlorid-Infusionslösung 154 unter der Bezeichnung Solutio Natrii chlorati isotonica sterilisata — Sterilisierte isotonische Natriumchloridlösung abzugeben. Die Prüfung auf pyrogene Verunreinigungen entfällt.

Infusio Natrii hydrogencarbonici 600

Natriumhydrogenkarbonat-Infusionslösung 600

Die Lösung enthält je 1000 ml 600 mval $Na^{\oplus}$ und 600 mval $HCO_3^{\ominus}$.
Gehalt 48,8 bis 52,0 g Natriumhydrogenkarbonat [$NaHCO_3$ (84,01)] je 1000 ml.

Zusammensetzung:		
	besonders gereinigtes Natriumhydrogenkarbonat	50,4 g
	Natriumädetat	0,1 g
	Wasser zur Injektion	zu 1000,0 ml

Herstellung (XIV, 13.0.): Die Bestandteile werden in dem Wasser zur Injektion gelöst. Die Lösung wird filtriert, mit Kohlendioxid begast und nach dem Herstellungsverfahren Nr. 1 oder 2 weiterbehandelt. Die Entnahme der Behältnisse aus dem Dampfsterilisator darf erst 120 min nach der Abkühlung des Dampfsterilisators auf die Temperatur des Arbeitsraumes erfolgen.
Die Behältnisse dürfen nur zu 80% gefüllt sein.

Beschreibung

Klare, farblose Flüssigkeit.
Geruch nicht wahrnehmbar.
Geschmack schwach laugig.

Identitätsprüfung

[*a*] *Brechungsindex* (III, 1.0.): 1,339

[*b*] *Reaktion:* Die Lösung zeigt einen pH-Wert (III, 7.0.) im Bereich von 7,0 bis 8,5.

[*c*] *Natrium-Ionen:* Die Lösung färbt beim Erhitzen am Platindraht die nichtleuchtende Flamme kräftig gelb.

[*d*] *Hydrogenkarbonat-Ionen:* 10,0 ml Lösung entwickeln nach Zusatz von 2,0 ml 5 N Salpetersäure unter Aufschäumen ein Gas, das Bariumhydroxid-RL trübt.

Gehaltsbestimmung

[*e*] *Natriumhydrogenkarbonat:* 25,00 ml Lösung werden nach Zusatz von 3 Tropfen Methylorange-I mit 1 N Salzsäure titriert. Nachdem die Lösung 120 s im Sieden gehalten und wieder auf 20 °C abgekühlt worden ist, wird die Titration zu Ende geführt.

1 ml 1 N Salzsäure ist 84,01 mg Natriumhydrogenkarbonat äquivalent.

Sonstige Prüfungen

[f] Die Lösung muß den unter „Injektions- und Infusionszubereitungen" (XIV, 13.0.) angegebenen Forderungen entsprechen. Bei der Prüfung auf ungelöste Verunreinigungen ist jedes Behältnis zu prüfen und einzeln auszuwerten. Das Sichtergebnis darf bei keinem Behältnis größer als 4 sein.

[g] *Pyrogene Verunreinigungen* (X, 3.0.): Die Lösung muß den unter „Prüfung auf pyrogene Verunreinigungen" angegebenen Forderungen entsprechen. Die Mischung aus 25,0 ml Lösung und 75,0 ml Wasser zur Injektion wird als Prüflösung verwendet.

Aufbewahrung

In Infusionsflaschen oder anderen geeigneten Infusionsbehältnissen.
Die Lösung ist innerhalb 24 h vor der Abgabe, wie unter „Injektions- und Infusionszubereitungen" (XIV, 13.0.) angegeben, auf ungelöste Verunreinigungen zu prüfen, wobei jedes Behältnis zu prüfen und einzeln auszuwerten ist.
Das Sichtergebnis darf bei keinem Behältnis größer als 4 sein. Die Lösung ist einen Monat nach dieser Prüfung von der Verwendung als Arzneimittel auszuschließen.

Infusio Saccharosi inversi 50

Invertzucker-Infusionslösung 50

Die Lösung enthält je 1000 ml 200 kcal entsprechend 837 kJ.

Gehalt 46,0 bis 54,0 g Invertzucker je 1000 ml.

Zusammensetzung:	Invertzuckerlösung	72,0 ml
	Wasser zur Injektion	zu 1000,0 ml

Herstellung (XIV, 13.0.): Die Invertzuckerlösung und das Wasser zur Injektion werden gemischt. Die Lösung wird unverzüglich nach dem Herstellungsverfahren Nr. 1 oder 2 weiterbehandelt.

Beschreibung

Klare, farblose oder schwach gelbliche Flüssigkeit.
Geruch nicht wahrnehmbar.
Geschmack süß.

Identitätsprüfung

[a] *Optische Drehung* (III, 6.0.): $\alpha_D^{20} = -1,89$ bis $-2,22°$. Zur Bestimmung wird ein Beobachtungsrohr von 20 cm Länge verwendet.

[b] *Reaktion:* Die Lösung zeigt einen pH-Wert (III, 7.0.) im Bereich von 3,4 bis 5,0.

[c] *Invertzucker:* Die Prüfung wird, wie unter „Dünnschichtchromatografische Prüfung" (III, 12.0.) angegeben, durchgeführt.
Zelluloseschicht: Zellulosepulver FND
Aufzutragende Lösung: 1,20 ml Lösung werden mit Wasser zu 25,0 ml aufgefüllt. 5,0 µl dieser Lösung werden als Startfleck a aufgetragen.
Aufzutragende Lösungen der Testsubstanzen: Lösung 1: 0,0300 g Fruktose-Vergleichssubstanz werden in 25,0 ml Wasser gelöst. 5,0 µl der Lösung werden als Startfleck b aufgetragen.
Lösung 2: 0,0300g Glukose-Vergleichssubstanz werden in 25,0 ml Wasser gelöst. 5,0 µl der Lösung werden als Startfleck c aufgetragen.
Beim Auftragen darf das Trocknen nicht durch einen Heißluftstrom beschleunigt werden.
Laufmittel: Äthylazetat—Pyridin—Wasser (61 + 23 + 16).
Es wird 3mal chromatografiert und die Dünnschichtplatte zwischendurch jeweils an der Luft 10 min aufbewahrt.
Trocknung: Die Dünnschichtplatte wird nach dem letzten Chromatografieren an der Luft aufbewahrt, bis das Laufmittel verdunstet ist.

Detektion: Reagenz: Anilin-RL*

Die Dünnschichtplatte wird nach dem Besprühen mit dem Reagenz bei 105 bis 115 °C 20 min erhitzt.

Auswertung: Das Chromatogramm zeigt über dem Startpunkt a zwei braune Flecke, deren Entfernungen vom Startpunkt mit den Entfernungen der braunen Testsubstanzflecke vom jeweiligen Startpunkt übereinstimmen.

Reinheitsprüfung

[*d*] *Farbe* (VI, 3.0.): 5,0 ml Lösung dürfen nicht stärker gefärbt sein als 5,0 ml Farb-VL Ge 2.

Gehaltsbestimmung

[*e*] *Invertzucker:* Aus dem bei der Prüfung nach [*a*] erhaltenen Drehungswinkel α_D^{20} wird der Gehalt der Lösung wie folgt berechnet:

Gramm Invertzucker je 1000 ml = 24,39 α_D^{20}

Es ist ein Polarimeter, an dem der Drehungswinkel α_D^{20} mindestens auf 0,05° genau gemessen werden kann, zu verwenden.

Sonstige Prüfungen

[*f*] Die Lösung muß den unter ,,Injektions- und Infusionszubereitungen" (XIV, 13.0.) angegebenen Forderungen entsprechen.

[*g*] *Pyrogene Verunreinigungen* (X, 3.0.): Die Lösung muß den unter ,,Prüfung auf pyrogene Verunreinigungen" angegebenen Forderungen entsprechen. Die Lösung wird als Prüflösung verwendet.

Aufbewahrung

In Infusionsflaschen oder anderen geeigneten Infusionsbehältnissen.

Infusio Saccharosi inversi 100

Invertzucker-Infusionslösung 100

Die Lösung enthält je 1000 ml 400 kcal entsprechend 1675 kJ.
Gehalt 92,0 bis 108,0 g Invertzucker je 1000 ml.

Zusammensetzung:	Invertzuckerlösung	143,0 ml
	Wasser zur Injektion	zu 1000,0 ml

Herstellung (XIV, 13.0.): Die Invertzuckerlösung und das Wasser zur Injektion werden gemischt. Die Lösung wird unverzüglich nach dem Herstellungsverfahren Nr. 1 oder 2 weiterbehandelt.

Beschreibung

Klare, farblose oder schwach gelbe Flüssigkeit.
Geruch nicht wahrnehmbar.
Geschmack süß.

Identitätsprüfung

[a] *Optische Drehung* (III, 6.0.): $\alpha_D^{20} = -3{,}78$ bis $-4{,}44°$. Zur Bestimmung wird ein Beobachtungsrohr von 20 cm Länge verwendet.

[b] *Reaktion:* Die Lösung zeigt einen pH-Wert (III, 7.0.) im Bereich von 3,4 bis 5,0.

[c] *Invertzucker:* Die Prüfung wird, wie unter „Dünnschichtchromatografische Prüfung" (III, 12.0.) angegeben, durchgeführt.
Zelluloseschicht: Zellulosepulver FND
Aufzutragende Lösung: 12 Tropfen Lösung werden mit Wasser zu 25,0 ml aufgefüllt. 5,0 µl dieser Lösung werden als Startfleck a aufgetragen.
Aufzutragende Lösungen der Testsubstanzen: Lösung 1: 0,0300 g Fruktose-Vergleichssubstanz werden in 25,0 ml Wasser gelöst. 5,0 µl der Lösung werden als Startfleck b aufgetragen.
Lösung 2: 0,0300 g Glukose-Vergleichssubstanz werden in 25,0 ml Wasser gelöst. 5,0 µl der Lösung werden als Startfleck c aufgetragen.
Beim Auftragen darf das Trocknen nicht durch einen Heißluftstrom beschleunigt werden.
Laufmittel: Äthylazetat—Pyridin—Wasser (61 + 23 + 16).
Es wird 3mal chromatografiert und die Dünnschichtplatte zwischendurch jeweils an der Luft 10 min aufbewahrt.
Trocknung: Die Dünnschichtplatte wird nach dem letzten Chromatografieren an der Luft aufbewahrt, bis das Laufmittel verdunstet ist.

Detektion: Reagenz: Anilin-RL*
Die Dünnschichtplatte wird nach dem Besprühen mit dem Reagenz bei 105 bis 115 °C 20 min erhitzt.

Auswertung: Das Chromatogramm zeigt über dem Startpunkt a zwei braune Flecke, deren Entfernungen vom Startpunkt mit den Entfernungen der braunen Testsubstanzflecke vom jeweiligen Startpunkt übereinstimmen.

Reinheitsprüfung

[d] *Farbe* (VI, 3.0.): 5,0 ml Lösung dürfen nicht stärker gefärbt sein als 5,0 ml Farb-VL Ge 3.

Gehaltsbestimmung

[e] *Invertzucker:* Aus dem bei der Prüfung nach [a] erhaltenen Drehungswinkel α_D^{20} wird der Gehalt der Lösung wie folgt berechnet:
Gramm Invertzucker je 1000 ml = 24,39 α_D^{20}
Es ist ein Polarimeter, an dem der Drehungswinkel α_D^{20} mindestens auf 0,05° genau gemessen werden kann, zu verwenden.

Sonstige Prüfungen

[f] Die Lösung muß den unter „Injektions- und Infusionszubereitungen" (XIV, 13.0.) angegebenen Forderungen entsprechen.

[g] *Pyrogene Verunreinigungen* (X, 3.0.): Die Lösung muß den unter „Prüfung auf pyrogene Verunreinigungen" angegebenen Forderungen entsprechen. Die Mischung aus 50,0 ml Lösung und 50,0 ml Wasser zur Injektion wird als Prüflösung verwendet.

Aufbewahrung

In Infusionsflaschen oder anderen geeigneten Infusionsbehältnissen.

Infusio Sorbitoli 50

Sorbitol-Infusionslösung 50

Die Lösung enthält je 1000 ml 200 kcal entsprechend 837 kJ.
Gehalt 47,5 bis 52,5 g Sorbitol [$C_6H_{14}O_6$ (182,2)] je 1000 ml.

Zusammensetzung:	besonders gereinigtes Sorbitol		50,0 g
	Wasser zur Injektion	zu	1000,0 ml

Herstellung (XIV, 13.0.): Das besonders gereinigte Sorbitol wird in dem Wasser zur Injektion gelöst. Die Lösung wird filtriert und nach dem Herstellungsverfahren Nr. 1 oder 2 weiterbehandelt.

Beschreibung

Klare, farblose Flüssigkeit.
Geruch nicht wahrnehmbar.
Geschmack schwach süß.

Identitätsprüfung

[a] *Brechungsindex* (III, 1.0.): 1,339 bis 1,340

[b] *Reaktion:* Die Lösung zeigt einen pH-Wert (III, 7.0.) im Bereich von 4,0 bis 5,5.

[c] *Sorbitol:* Die Prüfung wird, wie unter „Dünnschichtchromatografische Prüfung" (III, 12.0.) angegeben, durchgeführt.
Adsorptionsschicht: Kieselgel G. Zur Herstellung der Adsorbenssuspension wird statt Wasser 0,1 M Borsäurelösung verwendet.
Aufzutragende Lösung: 6 Tropfen Lösung werden mit Wasser zu 50,0 ml aufgefüllt. 5,0 µl dieser Lösung werden als Startfleck a aufgetragen.
Aufzutragende Lösung der Testsubstanz: 0,0300 g Sorbitol-Standard werden in 100,0 ml Wasser gelöst. 5,0 µl der Lösung werden als Startfleck b aufgetragen.
Beim Auftragen darf das Trocknen nicht durch einen Heißluftstrom beschleunigt werden.
Laufmittel: Wasser—iso-Propanol—Äthylazetat (54 + 34 + 12)
Trocknung: Die Dünnschichtplatte wird an der Luft aufbewahrt, bis das Laufmittel verdunstet ist.
Detektion: Reagenz I: frisch bereitete Natriumtetraoxojodatlösung (0,100 g/100,0 ml)
Reagenz II: Benzidin-RL*
Die Dünnschichtplatte wird mit dem Reagenz I und nach 5 min mit dem Reagenz II besprüht.

Auswertung: Der R_F-Wert des weißen Testsubstanzfleckes auf blauem Grund muß im Bereich von 0,25 bis 0,45 liegen.
Das Chromatogramm zeigt über dem Startpunkt a einen weißen Fleck auf blauem Grund mit dem R_F-Wert des Fleckes der Testsubstanz.

Gehaltsbestimmung

[*d*] *Sorbitol:* 10,00 ml Lösung werden mit Wasser zu 250,0 ml aufgefüllt. 10,00 ml dieser Lösung werden in einem 200-ml-Erlenmeyerkolben nach Zusatz von 20,00 ml 0,1 N Natriumtetraoxojodatlösung im Wasserbad 10 min erhitzt. Anschließend wird die Lösung unter fließendem Wasser auf 20 °C abgekühlt, mit 0,50 g Kaliumhydrogenkarbonat, 25,00 ml 0,1 N Natriumarsenitlösung sowie 0,25 g Kaliumjodid versetzt und in dem verschlossenen Gefäß 15 min stehengelassen. Nach Zusatz von 2,0 ml Stärke-I wird die Lösung mit 0,1 N Jodlösung bis zur Blaufärbung titriert.
Unter den gleichen Bedingungen ist ein Blindversuch durchzuführen.

1 ml 0,1 N Jodlösung ist 1,822 mg Sorbitol äquivalent.

Sonstige Prüfungen

[*e*] Die Lösung muß den unter „Injektions- und Infusionszubereitungen" (XIV, 13.0.) angegebenen Forderungen entsprechen.

[*f*] *Pyrogene Verunreinigungen* (X, 3.0.): Die Lösung muß den unter „Prüfung auf pyrogene Verunreinigungen" angegebenen Forderungen entsprechen. Die Lösung wird als Prüflösung verwendet.

Aufbewahrung

In Infusionsflaschen oder anderen geeigneten Infusionsbehältnissen.

Infusio Sorbitoli 100

Sorbitol-Infusionslösung 100

Die Lösung enthält je 1 000 ml 400 kcal entsprechend 1 675 kJ.
Gehalt 95,0 bis 105,0 g Sorbitol [$C_6H_{14}O_6$ (182,2)] je 1000 ml.

Zusammensetzung:	besonders gereinigtes Sorbitol	100,0 g
	Wasser zur Injektion	zu 1 000,0 ml

Herstellung (XIV, 13.0.): Das besonders gereinigte Sorbitol wird in dem Wasser zur Injektion gelöst. Die Lösung wird filtriert und nach dem Herstellungsverfahren Nr. 1 oder 2 weiterbehandelt.

Beschreibung

Klare, farblose Flüssigkeit.
Geruch nicht wahrnehmbar.
Geschmack süß.

Identitätsprüfung

[a] *Brechungsindex* (III, 1.0.): 1,346 bis 1,348

[b] *Reaktion:* Die Lösung zeigt einen pH-Wert (III, 7.0.) im Bereich von 4,5 bis 6,0.

[c] *Sorbitol:* Die Prüfung wird, wie unter „Dünnschichtchromatografische Prüfung" (III, 12.0.) angegeben, durchgeführt.

Adsorptionsschicht: Kieselgel G. Zur Herstellung der Adsorbenssuspension wird statt Wasser 0,1 M Borsäurelösung verwendet.

Aufzutragende Lösung: 3 Tropfen Lösung werden mit Wasser zu 50,0 ml aufgefüllt. 5,0 µl dieser Lösung werden als Startfleck a aufgetragen.

Aufzutragende Lösung der Testsubstanz: 0,0300 g Sorbitol-Standard werden in 100,0 ml Wasser gelöst. 5,0 µl der Lösung werden als Startfleck b aufgetragen.

Beim Auftragen darf das Trocknen nicht durch einen Heißluftstrom beschleunigt werden.

Laufmittel: Wasser—iso-Propanol—Äthylazetat (54 + 34 + 12)

Trocknung: Die Dünnschichtplatte wird an der Luft aufbewahrt, bis das Laufmittel verdunstet ist.

Detektion: Reagenz I: frisch bereitete Natriumtetraoxojodatlösung (0,100 g/100,0 ml)
Reagenz II: Benzidin-RL*
Die Dünnschichtplatte wird mit dem Reagenz I und nach 5 min mit dem Reagenz II besprüht.

Auswertung: Der R_F-Wert des weißen Testsubstanzfleckes auf blauem Grund muß im Bereich von 0,25 bis 0,45 liegen.
Das Chromatogramm zeigt über dem Startpunkt a einen weißen Fleck auf blauem Grund mit dem R_F-Wert des Fleckes der Testsubstanz.

Gehaltsbestimmung

[*d*] *Sorbitol:* 5,00 ml Lösung werden mit Wasser zu 250,0 ml aufgefüllt. 10,00 ml dieser Lösung werden in einem 200-ml-Erlenmeyerkolben nach Zusatz von 20,00 ml 0,1 N Natriumtetraoxojodatlösung im Wasserbad 10 min erhitzt. Anschließend wird die Lösung unter fließendem Wasser auf 20 °C abgekühlt, mit 0,50 g Kaliumhydrogenkarbonat, 25,00 ml 0,1 N Natriumarsenitlösung sowie 0,25 g Kaliumjodid versetzt und in dem verschlossenen Gefäß 15 min stehengelassen. Nach Zusatz von 2,0 ml Stärke-I wird die Lösung mit 0,1 N Jodlösung bis zur Blaufärbung titriert.
Unter den gleichen Bedingungen ist ein Blindversuch durchzuführen.

1 ml 0,1 N Jodlösung ist 1,822 mg Sorbitol äquivalent.

Sonstige Prüfungen

[*e*] Die Lösung muß den unter „Injektions- und Infusionszubereitungen" (XIV, 13.0.) angegebenen Forderungen entsprechen.

[*f*] *Pyrogene Verunreinigungen* (X, 3.0.): Die Lösung muß den unter „Prüfung auf pyrogene Verunreinigungen" angegebenen Forderungen entsprechen. Die Mischung aus 50,0 ml Lösung und 50,0 ml Wasser zur Injektion wird als Prüflösung verwendet.

Aufbewahrung

In Infusionsflaschen oder anderen geeigneten Infusionsbehältnissen.

Infusio Sorbitoli 400

Sorbitol-Infusionslösung 400

Gehalt 380,0 bis 420,0 g Sorbitol [$C_6H_{14}O_6$ (182,2)] je 1000 ml.

Zusammensetzung:	besonders gereinigtes Sorbitol	400,0 g
	Wasser zur Injektion	zu 1000,0 ml

Herstellung (XIV, 13.0.): Das besonders gereinigte Sorbitol wird in dem Wasser zur Injektion unter Erhitzen gelöst. Die Lösung wird filtriert und nach dem Herstellungsverfahren Nr. 1 oder 2 weiterbehandelt.

Beschreibung

Klare, farblose Flüssigkeit.
Geruch nicht wahrnehmbar.
Geschmack süß.

Identitätsprüfung

[a] *Brechungsindex* (III, 1.0.): 1,387 bis 1,392

[b] *Reaktion:* Die Lösung zeigt einen pH-Wert (III, 7.0.) im Bereich von 4,5 bis 6,0.

[c] *Sorbitol:* Die Prüfung wird, wie unter „Dünnschichtchromatografische Prüfung" (III, 12.0.) angegeben, durchgeführt.

Adsorptionsschicht: Kieselgel G. Zur Herstellung der Adsorbenssuspension wird statt Wasser 0,1 M Borsäurelösung verwendet.

Aufzutragende Lösung: 1 Tropfen Lösung wird mit Wasser zu 50,0 ml aufgefüllt. 5,0 µl dieser Lösung werden als Startfleck a aufgetragen.

Aufzutragende Lösung der Testsubstanz: 0,0300 g Sorbitol-Standard werden in 100,0 ml Wasser gelöst. 5,0 µl der Lösung werden als Startfleck b aufgetragen.

Beim Auftragen darf das Trocknen nicht durch einen Heißluftstrom beschleunigt werden.

Laufmittel: Wasser—iso-Propanol—Äthylazetat (54 + 34 + 12)

Trocknung: Die Dünnschichtplatte wird an der Luft aufbewahrt, bis das Laufmittel verdunstet ist.

Detektion: Reagenz I: frisch bereitete Natriumtetraoxojodatlösung (0,100 g/100,0 ml)
Reagenz II: Benzidin-RL*
Die Dünnschichtplatte wird mit dem Reagenz I und nach 5 min mit dem Reagenz II besprüht.

Auswertung: Der R_F-Wert des weißen Testsubstanzfleckes auf blauem Grund muß im Bereich von 0,25 bis 0,45 liegen.

Das Chromatogramm zeigt über dem Startpunkt a einen weißen Fleck auf blauem Grund mit dem R_F-Wert des Fleckes der Testsubstanz.

Gehaltsbestimmung

[*d*] *Sorbitol:* 5,00 ml Lösung werden mit Wasser zu 500,0 ml aufgefüllt. 5,00 ml dieser Lösung werden in einem 200-ml-Erlenmeyerkolben nach Zusatz von 5,0 ml Wasser und 20,00 ml 0,1 N Natriumtetraoxojodatlösung im Wasserbad 10 min erhitzt. Anschließend wird die Lösung unter fließendem Wasser auf 20 °C abgekühlt, mit 0,50 g Kaliumhydrogenkarbonat, 25,00 ml 0,1 N Natriumarsenitlösung sowie 0,25 g Kaliumjodid versetzt und in dem verschlossenen Gefäß 15 min stehengelassen. Nach Zusatz von 2,0 ml Stärke-I wird die Lösung mit 0,1 N Jodlösung bis zur Blaufärbung titriert. Unter den gleichen Bedingungen ist ein Blindversuch durchzuführen.

1 ml 0,1 N Jodlösung ist 1,822 mg Sorbitol äquivalent.

Sonstige Prüfungen

[*e*] Die Lösung muß den unter „Injektions- und Infusionszubereitungen" (XIV, 13.0.) angegebenen Forderungen entsprechen.

[*f*] *Pyrogene Verunreinigungen* (X, 3.0.): Die Lösung muß den unter „Prüfung auf pyrogene Verunreinigungen" angegebenen Forderungen entsprechen. Die Mischung aus 12,5 ml Lösung und 87,5 ml Wasser zur Injektion wird als Prüflösung verwendet.

Aufbewahrung

In Infusionsflaschen oder anderen geeigneten Infusionsbehältnisse n.

Infusio Tromethamoli

Tromethamol-Infusionslösung

Die Lösung enthält je 1000 ml 36,3 g Tromethamol, 100 mval Azetat-Ionen und 50 g Sorbitol.
Gehalt an freiem Tromethamol [$C_4H_{11}NO_3$ (121,1)] 23,0 bis 25,4 g je 1000 ml.
Gehalt an Gesamttromethamol [$C_4H_{11}NO_3$ (121,1)] 35,2 bis 37,4 g je 1000 ml.
Gehalt an Sorbitol [$C_6H_{14}O_6$ (182,2)] 47,5 bis 52,5 g je 1000 ml.

Zusammensetzung:	Tromethamol	36,3 g
	Essigsäure	6,2 g
	besonders gereinigtes Sorbitol	50,0 g
	Wasser zur Injektion	zu 1000,0 ml

Herstellung (XIV, 13.0.): Die Bestandteile werden in dem Wasser zur Injektion gelöst. Die Lösung wird filtriert und nach dem Herstellungsverfahren Nr. 1 oder 2 weiterbehandelt.

Beschreibung

Klare, farblose Flüssigkeit.
Geruch nicht wahrnehmbar.
Geschmack schwach süß.

Identitätsprüfung

[*a*] *Reaktion:* Die Lösung zeigt einen pH-Wert (III, 7.0.) im Bereich von 8,1 bis 8,7.

[*b*] *Azetat-Ionen:* 5,0 ml Lösung zeigen nach Zusatz von 3 Tropfen 3 N Salzsäure und 20 Tropfen Eisen(III)-chloridlösung (5,0 g/100,0 ml) bei der Betrachtung von oben gegen einen weißen Untergrund eine orange oder rote Färbung.

[*c*] *Abwesenheit von Chlorid-Ionen:* 2,0 ml Lösung geben nach Zusatz von 2,0 ml 5 N Salpetersäure und 1,0 ml 0,1 N Silbernitratlösung keinen weißen Niederschlag.

[*d*] *Sorbitol, Tromethamol:* Die Prüfung wird, wie unter „Dünnschichtchromatografische Prüfung" (III, 12.0.) angegeben, durchgeführt.
Adsorptionsschicht: Kieselgel G. Zur Herstellung der Adsorbenssuspension wird statt Wasser 0,1 M Borsäurelösung verwendet.
Aufzutragende Lösung: 6 Tropfen Lösung werden mit Wasser zu 50,0 ml aufgefüllt. 5,0 µl dieser Lösung werden als Startfleck a aufgetragen.

Aufzutragende Lösungen der Testsubstanzen: Lösung 1: 0,0300 g Sorbitol-Standard werden in 100,0 ml Wasser gelöst. 5,0 µl der Lösung werden als Startfleck b aufgetragen.

Lösung 2: 0,0300 g Tromethamol-Vergleichssubstanz werden in 100,0 ml Wasser gelöst. 5,0 µl der Lösung werden als Startfleck c aufgetragen.

Beim Auftragen darf das Trocknen nicht durch einen Heißluftstrom beschleunigt werden.

Laufmittel: Wasser—iso-Propanol—Äthylazetat (54 + 34 + 12)

Trocknung: Die Dünnschichtplatte wird an der Luft aufbewahrt, bis das Laufmittel verdunstet ist.

Detektion: Reagenz I: frisch bereitete Natriumtetraoxojodatlösung (0,100 g/100,0 ml)
Reagenz II: Benzidin-RL*

Die Dünnschichtplatte wird mit dem Reagenz I und nach 5 min mit dem Reagenz II besprüht.

Auswertung: Der R_F-Wert des Testsubstanzfleckes über dem Startpunkt b muß im Bereich von 0,25 bis 0,45 liegen. Der R_F-Wert des Testsubstanzfleckes über dem Startpunkt c muß im Bereich von 0,10 bis 0,25 liegen.

Das Chromatogramm zeigt über dem Startpunkt a zwei Flecke, deren R_F-Werte mit denen der Testsubstanzflecke übereinstimmen.

Alle Flecke sind weiß auf blauem Grund.

Gehaltsbestimmung

[*e*] *Freies Tromethamol:* 25,00 ml Lösung werden nach Zusatz von 5 Tropfen Methylrot-I mit 1 N Salzsäure bis zum Farbumschlag nach Rotorange titriert (Feinbürette).

1 ml 1 N Salzsäure ist 121,1 mg Tromethamol äquivalent.
Die Lösung ist für die Prüfung nach [*f*] aufzubewahren.

[*f*] *Gesamttromethamol:* Die Lösung von [*e*] wird nach Zusatz von 10 Tropfen Bromphenolblau-I mit 1 N Salzsäure bis zum Farbumschlag von Rotviolett nach Rot titriert (Feinbürette).
Der Gehalt wird aus dem Gesamtverbrauch an 1 N Salzsäure von [*e*] und [*f*] berechnet.

1 ml 1 N Salzsäure ist 121,1 mg Tromethamol äquivalent.

[*g*] *Sorbitol:* 10,00 ml Lösung werden mit Wasser zu 250,0 ml aufgefüllt. 10,00 ml dieser Lösung werden in einem 200-ml-Erlenmeyerkolben nach Zusatz von 20,00 ml 0,1 N Natriumtetraoxojodatlösung im Wasserbad 10 min erhitzt. Anschließend wird die Lösung unter fließendem Wasser auf 20 °C abgekühlt, mit 0,50 g Kaliumhydrogenkarbonat, 25,00 ml 0,1 N Natriumarsenitlösung sowie 0,25 g Kaliumjodid versetzt und in dem verschlossenen Gefäß 15 min stehengelassen. Nach Zusatz von 2,0 ml Stärke-I wird die Lösung mit 0,1 N Jodlösung bis zur Blaufärbung titriert.

Blindversuch: Es werden 100,00 ml wäßrige Trometamollösung in der nach [*f*] ermittelten Konzentration hergestellt. 10,00 ml der Lösung werden mit Wasser zu 250,0 ml aufgefüllt. 10,00 ml dieser Lösung werden, wie vorstehend angegeben, weiterbehandelt.

1 ml 0,1 N Jodlösung ist 1,822 g Sorbitol äquivalent.

Sonstige Prüfungen

[*h*] Die Lösung muß den unter „Injektions- und Infusionszubereitungen" (XIV, 13.0.) angegebenen Forderungen entsprechen.

[*i*] *Pyrogene Verunreinigungen* (X, 3.0.): Die Lösung muß den unter „Prüfung auf pyrogene Verunreinigungen" angegebenen Forderungen entsprechen. Die Mischung aus 10,0 ml Lösung und 90,0 ml isotonischer Natriumchlorid-Injektionslösung wird als Prüflösung verwendet.

Aufbewahrung

In Infusionsflaschen oder anderen geeigneten Infusionsbehältnissen.

Infusio Tromethamoli composita

Zusammengesetzte Tromethamol-Infusionslösung

Die Lösung enthält je 1000 ml 30 mval $Na^{\oplus}$, 5 mval $K^{\oplus}$, 35 mval $Cl^{\ominus}$, 100 mval Azetat-Ionen, 36,3 g Tromethamol und 50 g Sorbitol.
Gehalt an freiem Tromethamol [$C_4H_{11}NO_3$ (121,1)] 23,0 bis 25,4 g je 1000 ml.
Gehalt an Gesamttromethamol [$C_4H_{11}NO_3$ (121,1)] 35,2 bis 37,4 g je 1000 ml.
Gehalt an Sorbitol [$C_6H_{14}O_6$ (182,2)] 47,5 bis 52,5 g je 1000 ml.
Gehalt an Chlorid-Ionen [$Cl^{\ominus}$ (35,45)] 1,17 bis 1,29 g je 1000 ml.

Zusammensetzung:	Tromethamol	36,30 g
	Essigsäure	6,20 g
	Kaliumchlorid	0,37 g
	Natriumchlorid	1,75 g
	besonders gereinigtes Sorbitol	50,00 g
	Wasser zur Injektion	zu 1000,00 ml

Herstellung (XIV, 13.0.): Die Bestandteile werden in dem Wasser zur Injektion gelöst. Die Lösung wird filtriert und nach dem Herstellungsverfahren Nr. 1 oder 2 weiterbehandelt.

Beschreibung

Klare, farblose Flüssigkeit.
Geruch nicht wahrnehmbar.
Geschmack schwach süß.

Identitätsprüfung

[*a*] *Reaktion:* Die Lösung zeigt einen pH-Wert (III, 7.0.) im Bereich von 8,1 bis 8,7.

[*b*] *Kalium-Ionen:* 5,0 ml Lösung werden mit 1,00 ml 5 N Essigsäure und 5,0 ml Äthanol versetzt. Die Lösung wird auf 20 °C abgekühlt und nach Zusatz von 1,00 ml frisch bereiteter Natriumhexanitrokobaltat(III)-lösung (10,0/100,0 ml) 60 s geschüttelt. Die Lösung zeigt eine Trübung oder einen gelben Niederschlag.

[*c*] *Natrium-Ionen:* Die Lösung färbt beim Erhitzen am Platindraht die nichtleuchtende Flamme kräftig gelb.

[*d*] *Azetat-Ionen:* 5,0 ml Lösung zeigen nach Zusatz von 3 Tropfen 3 N Salzsäure und 20 Tropfen Eisen(III)-chloridlösung (5,0 g/100,0 ml) bei der Betrachtung von oben gegen einen weißen Untergrund eine orange oder rote Färbung.

[e] *Chlorid-Ionen:* 2,0 ml Lösung geben nach Zusatz von 2,0 ml 5 N Salpetersäure und 1,0 ml 0,1 N Silbernitratlösung einen weißen Niederschlag, der sich nach Zusatz von 2,0 ml 6 N Ammoniaklösung löst.

[f] *Sorbitol, Tromethamol:* Die Prüfung wird, wie unter „Dünnschichtchromatografische Prüfung" (III, 12.0.) angegeben, durchgeführt.

Adsorptionsschicht: Kieselgel G. Zur Herstellung der Adsorbenssuspension wird statt Wasser 0,1 M Borsäurelösung verwendet.

Aufzutragende Lösung: 6 Tropfen Lösung werden mit Wasser zu 50,0 ml aufgefüllt. 5,0 µl dieser Lösung werden als Startfleck a aufgetragen.

Aufzutragende Lösungen der Testsubstanzen: Lösung 1: 0,0300 g Sorbitol-Standard werden in 100,0 ml Wasser gelöst. 5,0 µl der Lösung werden als Startfleck b aufgetragen.

Lösung 2: 0,0300 g Tromethamol-Vergleichssubstanz werden in 100,0 ml Wasser gelöst. 5,0 µl der Lösung werden als Startfleck c aufgetragen.

Beim Auftragen darf das Trocknen nicht durch einen Heißluftstrom beschleunigt werden.

Laufmittel: Wasser—iso-Propanol—Äthylazetat (54 + 34 + 12)

Trocknung: Die Dünnschichtplatte wird an der Luft aufbewahrt, bis das Laufmittel verdunstet ist.

Detektion: Reagenz I: frisch bereitete Natriumtetraoxojodatlösung (0,100 g/100,0 ml)

Reagenz II: Benzidin-RL*

Die Dünnschichtplatte wird mit dem Reagenz I und nach 5 min mit dem Reagenz II besprüht.

Auswertung: Der R_F-Wert des Testsubstanzfleckes über dem Startpunkt b muß im Bereich von 0,25 bis 0,45 liegen. Der R_F-Wert des Testsubstanzfleckes über dem Startpunkt c muß im Bereich von 0,10 bis 0,25 liegen.

Das Chromatogramm zeigt über dem Startpunkt a zwei Flecke, deren R_F-Werte mit denen der Testsubstanzflecke übereinstimmen.

Alle Flecke sind weiß auf blauem Grund.

Gehaltsbestimmung

[g] *Freies Tromethamol:* 25,00 ml Lösung werden nach Zusatz von 5 Tropfen Methylrot-I mit 1 N Salzsäure bis zum Farbumschlag nach Rotorange titriert (Feinbürette).

1 ml 1 N Salzsäure ist 121,1 mg Tromethamol äquivalent.

Die Lösung ist für die Prüfung nach [*h*] aufzubewahren.

[h] *Gesamttromethamol:* Die Lösung von [*g*] wird nach Zusatz von 10 Tropfen Bromphenolblau-I mit 1 N Salzsäure bis zum Farbumschlag von Rotviolett nach Rot titriert (Feinbürette).

Der Gehalt wird aus dem Gesamtverbrauch an 1 N Salzsäure von [*g*] und [*h*] berechnet.

1 ml 1 N Salzsäure ist 121,1 mg Tromethamol äquivalent.

[*i*] *Sorbitol:* 10,00 ml Lösung werden mit Wasser zu 250,0 ml aufgefüllt. 10,00 ml dieser Lösung werden in einem 200-ml-Erlenmeyerkolben nach Zusatz von 20,00 ml 0,1 N Natriumtetraoxojodatlösung im Wasserbad 10 min erhitzt. Anschließend wird die Lösung unter fließendem Wasser auf 20 °C abgekühlt, mit 0,50 g Kaliumhydrogenkarbonat, 25,00 ml 0,1 N Natriumarsenitlösung sowie 0,25 g Kaliumjodid versetzt und in dem verschlossenen Gefäß 15 min stehengelassen. Nach Zusatz von 2,0 ml Stärke-I wird die Lösung mit 0,1 N Jodlösung bis zur Blaufärbung titriert.
Blindversuch: Es werden 100,00 ml wäßrige Tromethamollösung in der nach [*h*] erhaltenen mittleren Konzentration hergestellt. 10,00 ml der Lösung werden mit Wasser zu 250,0 ml aufgefüllt. 10,00 ml dieser Lösung werden, wie vorstehend angegeben, weiterbehandelt.

1 ml 0,1 N Jodlösung ist 1,822 g Sorbitol äquivalent.

[*j*] *Chlorid-Ionen:* 25,00 ml Lösung werden in einem 100-ml-Meßkolben mit 25,0 ml 2 N Salpetersäure sowie 25,00 ml 0,1 N Silbernitratlösung versetzt und mit Wasser zu 100,00 ml aufgefüllt. Die Mischung wird durch ein trockenes Filter filtriert. Die ersten 20 ml Filtrat werden verworfen. 50,00 ml des Filtrates werden mit 5,0 ml Eisen(III)-ammoniumsulfat-I versetzt. Der Überschuß an 0,1 N Silbernitratlösung wird mit 0,1 N Ammoniumthiozyanatlösung bis zur rötlichgelben Färbung titriert.

1 ml 0,1 N Silbernitratlösung ist 3,545 mg Chlorid-Ionen äquivalent.

Sonstige Prüfungen

[*k*] Die Lösung muß den unter „Injektions- und Infusionszubereitungen" (XIV, 13.0.) angegebenen Forderungen entsprechen.

[*l*] *Pyrogene Verunreinigungen* (X, 3.0.): Die Lösung muß den unter „Prüfung auf pyrogene Verunreinigungen" angegebenen Forderungen entsprechen. Die Mischung aus 10,0 ml Lösung und 90,0 ml isotonischer Natriumchlorid-Injektionslösung wird als Prüflösung verwendet.

Aufbewahrung

In Infusionsflaschen oder anderen geeigneten Infusionsbehältnissen.

Injectio Natrii chlorati isotonica

Isotonische Natriumchlorid-Injektionslösung

Natrii chloridi injectio

Die Lösung enthält je 1000 ml 154 mval $Na^{\oplus}$ und 154 mval $Cl^{\ominus}$.

Gehalt an Natriumchlorid [NaCl (58,44)] 8,60 bis 9,40 g/1000 ml.

Zusammensetzung:	Natriumchlorid	9,0 g
	Wasser zur Injektion	zu 1000,0 ml

Herstellung (XIV, 13.0.): Das Natriumchlorid wird in dem Wasser zur Injektion gelöst. Die Lösung wird filtriert und nach dem Herstellungsverfahren Nr. 1 oder 2 weiterbehandelt.

Beschreibung

Klare, farblose Flüssigkeit.
Geruch nicht wahrnehmbar.
Geschmack schwach salzig.

Identitätsprüfung

[*a*] *Brechungsindex* (III, 1.0.): 1,334

[*b*] *Reaktion:* Die Lösung muß einen pH-Wert (III, 7.0.) im Bereich von 5,5 bis 7,0 zeigen.

[*c*] *Natrium-Ionen:* Die Lösung färbt beim Erhitzen am Platindraht die nichtleuchtende Flamme kräftig gelb.

[*d*] *Chlorid-Ionen:* 20 Tropfen Lösung geben nach Zusatz von 1,0 ml Wasser, 10 Tropfen 5 N Salpetersäure und 1,0 ml 0,1 N Silbernitratlösung einen weißen Niederschlag, der sich nach Zusatz von 2,0 ml 6 N Ammoniaklösung löst.

Gehaltsbestimmung

[*e*] 10,00 ml Lösung werden nach Zusatz von 20,0 ml Wasser und 10 Tropfen Kaliumchromat-I mit 0,1 N Silbernitratlösung titriert, bis ein rotbrauner Niederschlag entsteht.

1 ml 0,1 N Silbernitratlösung ist 5,844 mg Natriumchlorid äquivalent.

Sonstige Prüfungen

[*f*] Die Lösung muß den unter „Injektions- und Infusionszubereitungen" (XIV, 13.0.) angegebenen Forderungen entsprechen.

[*g*] *Pyrogene Verunreinigungen* (X, 3.0.): Die Lösung muß den unter „Prüfung auf pyrogene Verunreinigungen" angegebenen Forderungen entsprechen. Die Lösung wird als Prüflösung verwendet.

Aufbewahrung

In Ampullen oder Injektionsflaschen.

Linimentum ammoniatum

Ammoniakliniment

Gehalt an Ammoniak [NH_3 (17,03)] 2,1 bis 2,3%.
Gehalt an emulgierenden Alkoholen und an dünnflüssigem Wachs 9,0 bis 11,0%.

Zusammensetzung:		
	emulgierende Alkohole	2,0 g
	dünnflüssiges Wachs	8,0 g
	verdünnte Ammoniaklösung	22,0 g
	Wasser	68,0 g

Herstellung (XIV, 9.0.): Die emulgierenden Alkohole und das dünnflüssige Wachs werden in einer Schale auf dem Wasserbad erwärmt, bis die emulgierenden Alkohole geschmolzen sind. Die Mischung wird unter Rühren in das auf 70 °C erwärmte Wasser gegeben, bis zum Erkalten gerührt oder wiederholt geschüttelt und anschließend unter Rühren oder Schütteln mit der verdünnten Ammoniaklösung versetzt.

Beschreibung

Weiße, dickflüssige Emulsion.
Geruch nach Ammoniak.

Identitätsprüfung

[*a*] *Ammoniak:* 5,0 ml Liniment werden in eine Porzellanschale gegeben. An einem über das Liniment gehaltenen, mit konzentrierter Salzsäure befeuchteten Glasstab bildet sich dichter, weißer Nebel.

Gehaltsbestimmung

[*b*] *Ammoniak:* 10,00 g Liniment werden in einem Scheidetrichter mit 20,00 ml 1 N Salzsäure versetzt. Die Mischung wird 3mal mit je 30 ml Äther ausgeschüttelt.
Die vereinigten Ätherauszüge sind für die Prüfung nach [*c*] aufzubewahren.
Die wäßrige Schicht wird mit 10 Tropfen Methylrot-Methylthioniniumchlorid-I versetzt. Der Überschuß an 1 N Salzsäure wird mit 1 N Kalilauge bis zum Farbumschlag nach Grün titriert.

1 ml 1 N Salzsäure ist 17,03 mg Ammoniak äquivalent.

[*c*] *Emulgierende Alkohole und dünnflüssiges Wachs:* Die vereinigten Ätherauszüge von [*b*] werden in einen bei 105 °C bis zur Massekonstanz getrockneten 200-ml-Erlenmeyerkolben gegeben. Nach dem Abdestillieren des Äthers wird der Rückstand bei 105 °C 30 min getrocknet und nach dem Erkalten im Exsikkator gewogen.

Das Liniment ist vor dem Gebrauch zu schütteln.

Linimentum ammoniatum camphoratum

Ammoniak-Kampferliniment

Gehalt an Ammoniak [NH_3 (17,03)] 2,1 bis 2,3%.
Gehalt an emulgierenden Alkoholen und an dünnflüssigem Wachs 9,0 bis 11,0%.
Gehalt an Kampfer [$C_{10}H_{16}O$ (152,2)] 4,0 bis 5,0%.

Zusammensetzung:		
	emulgierende Alkohole	2,0 g
	Chloroform	3,0 g
	Kampfer	5,0 g
	dünnflüssiges Wachs	8,0 g
	verdünnte Ammoniaklösung	22,0 g
	Wasser	60,0 g

Herstellung (XIV, 9.0.): Die emulgierenden Alkohole und das dünnflüssige Wachs werden in einer Schale auf dem Wasserbad erwärmt, bis die emulgierenden Alkohole geschmolzen sind. Die Mischung wird unter Rühren in das auf 70 °C erwärmte Wasser gegeben, bis zum Erkalten gerührt oder wiederholt geschüttelt und anschließend unter Rühren oder Schütteln mit der verdünnten Ammoniaklösung und dem in dem Chloroform gelösten Kampfer versetzt.

Beschreibung

Weiße, dickflüssige Emulsion.
Geruch nach Ammoniak und Kampfer.

Identitätsprüfung

[*a*] *Ammoniak:* 5,0 ml Liniment werden in eine Porzellanschale gegeben. An einem über das Liniment gehaltenen, mit konzentrierter Salzsäure befeuchteten Glasstab bildet sich dichter, weißer Nebel.

[*b*] *Kampfer:* Der getrocknete Niederschlag von [*e*] schmilzt im Bereich von 157 bis 164 °C (III, 8.0.).

Gehaltsbestimmung

[*c*] *Ammoniak:* 10,00 g Liniment werden in einem Scheidetrichter mit 20,00 ml 1 N Salzsäure versetzt. Die Mischung wird 3mal mit je 30 ml Äther ausgeschüttelt.
Die vereinigten Ätherauszüge sind für die Prüfung nach [*d*] aufzubewahren.
Die wäßrige Schicht wird mit 10 Tropfen Methylrot-Methylthioniniumchlorid-I ver-

setzt. Der Überschuß an 1 N Salzsäure wird mit 1 N Kalilauge bis zum Farbumschlag nach Grün titriert.

1 ml 1 N Salzsäure ist 17,03 mg Ammoniak äquivalent.

[*d*] *Emulgierende Alkohole und dünnflüssiges Wachs:* Die vereinigten Ätherauszüge von [*c*] werden mit 5,0 g wasserfreiem Natriumsulfat getrocknet und in einen über Silikagel bis zur Massekonstanz getrockneten 200-ml-Erlenmeyerkolben filtriert. Das Filter und das Natriumsulfat werden mit 10,0 ml Äther gewaschen. Der Äther wird in einem Wasserbad von 40 bis 50 °C soweit wie möglich abdestilliert und der Rest des Lösungsmittels durch Einblasen von Luft entfernt. Der Rückstand wird über Silikagel 24 h getrocknet und gewogen. Der nach [*e*] bestimmte Gehalt an Kampfer wird vom Ergebnis subtrahiert.
Der getrocknete Rückstand ist für die Prüfung nach [*e*] aufzubewahren.

[*e*] *Kampfer:* 0,600 g des getrockneten Rückstandes von [*d*] werden auf dem Wasserbad geschmolzen und mit 45,0 ml der Mischung aus 30,0 ml Äthanol und 20,0 ml Wasser versetzt. Diese Mischung wird durch ein angefeuchtetes Papierfilter in einen 300-ml-Erlenmeyerkolben filtriert und das Filter mit 5,0 ml der Äthanol-Wasser-Mischung gewaschen. Die vereinigten Filtrate werden in einem Guß mit 50,0 ml Dinitrophenylhydrazin-RL versetzt. Die Mischung wird im Wasserbad unter Rückflußkühlung 4 h erhitzt, nach dem Erkalten mit der Mischung aus 98,0 ml Wasser und 2,00 ml konzentrierter Schwefelsäure versetzt und in dem verschlossenen Gefäß 24 h kühl und unter Lichtschutz stehengelassen. Der entstandene kristalline Niederschlag wird in einem bei 80 °C bis zur Massekonstanz getrockneten Glasfiltertiegel G 4 gesammelt und so oft mit je 5,0 ml Wasser gewaschen, bis die Waschflüssigkeit blaues Lackmuspapier nicht mehr rot färbt. Danach wird der Niederschlag bei 80 °C bis zur Massekonstanz getrocknet.
Der getrocknete Niederschlag ist für die Prüfung nach [*b*] aufzubewahren.

1 g Kampfer-2.4-Dinitrophenylhydrazon ist 458,0 mg Kampfer äquivalent.

Das Liniment ist vor dem Gebrauch zu schütteln.

Lotio Zinci oxydati

Zinkoxidlotion

Gehalt an Zinkoxid [ZnO (81,37)] 21,4 bis 23,6%.
Gehalt an Talk 21,4 bis 23,6%.
Gehalt an wasserhaltiger emulgierender Salbe N, Glyzerol und Wasser insgesamt 52,0 bis 58,0%.

Zusammensetzung:	Wasserhaltige emulgierende Salbe N	10,0 g
	Glyzerol	11,25 g
	Zinkoxid	22,5 g
	Talk	22,5 g
	konserviertes Wasser	33,75 g

Herstellung (XIV, 20.0.): Das Zinkoxid und der Talk werden gemischt. Die Mischung wird durch das Sieb Nr. VI geschlagen. Das Glyzerol und das konservierte Wasser werden gemischt. Die Mischung wird auf 85 °C erhitzt und anteilweise mit der gesiebten Zinkoxid-Talk-Mischung verrieben. Diese Mischung wird nach dem Erkalten anteilweise zu der wasserhaltigen emulgierenden Salbe N gegeben und verrieben. Die Mischung wird bis zur gleichmäßigen Beschaffenheit bearbeitet.

Beschreibung

Weiße, dickflüssige Masse von gleichmäßiger Beschaffenheit.
Geruch höchstens schwach wahrnehmbar.

Identitätsprüfung

[a] *Magnesium-Ionen:* Der Rückstand von [g] wird mit 5,0 ml 3 N Salzsäure versetzt, zum Sieden erhitzt und nach dem Erkalten filtriert. Das Filtrat wird mit 10 Tropfen Titangelblösung (0,050 g/100,0 ml) und unter Schütteln tropfenweise mit 3 N Natronlauge bis zur schwachen Rosafärbung versetzt. Nach kräftigem Schütteln entsteht innerhalb 10 min ein roter, flockiger Niederschlag.

[b] *Zinkoxid:* 2,0 ml der Lösung von [f] geben nach Zusatz von 3,0 ml Wasser, 5 Tropfen Kupfer(II)-sulfatlösung (1,00 g/100,0 ml) und 10 Tropfen Ammoniumtetrathiozyanatomerkurat(II)-RL einen violetten, kristallinen Niederschlag.

[c] *Glyzerol:* 10,0 g Lotion werden mit 20,0 ml Wasser versetzt und 120 s geschüttelt. Die Mischung wird filtriert und das Filtrat auf dem Wasserbad auf 1,5 bis 2,5 ml eingedampft. Der Rückstand wird nach Zusatz von 1,00 g Kaliumhydrogensulfat erhitzt, bis ein stechender Geruch wahrnehmbar ist. In die entweichenden Dämpfe wird

ein mit der unmittelbar vor der Verwendung bereiteten Mischung aus 9,5 ml frisch bereiteter Dinatriumpentazyanonitrosylferratlösung (1,00 g/100,0 ml) und 0,50 ml Piperidin angefeuchtetes Stück Filterpapier gehalten. Dieses zeigt eine kräftig blaue Färbung.

[*d*] *Methyl- und Propylhydroxybenzoat:* 1,00 g Lotion wird mit 5,0 ml Äther ausgeschüttelt und die Ätherschicht durch ein Faltenfilter filtriert. Das Filtrat wird in einem Wasserbad von 40 bis 50 °C zur Trockne eingedampft. Der Rückstand wird nach Zusatz von 2,0 ml Quecksilber(II)-nitrat-RL im Wasserbad 5 min erhitzt. Die Lösung zeigt eine rote Färbung.

[*e*] *Nichtionogene emulgierende Alkohole:* 0,100 g Lotion wird mit 20,0 ml Wasser versetzt und kräftig geschüttelt. Nach Zusatz von 1,0 ml frisch bereiteter Gerbsäurelösung (5,0 g/100,0 ml) wird erneut geschüttelt. Es scheiden sich Flocken ab.

Gehaltsbestimmung

[*f*] *Zinkoxid:* Der Rückstand von [*h*] wird in dem Allihnschen Rohr nacheinander mit 5,0 ml, 3,0 ml und 2,0 ml 5 N Essigsäure jeweils verrührt und nach 5 min die Flüssigkeit unter schwachem Unterdruck in einen 25-ml-Meßkolben filtriert.
Der Rückstand ist für die Prüfung nach [*g*] aufzubewahren. Die vereinigten Filtrate werden mit Wasser zu 25,00 ml aufgefüllt.
2,0 ml der Lösung sind für die Prüfung nach [*b*] aufzubewahren.
10,00 ml der Lösung werden nach Zusatz von 90 ml Wasser mit 1 N Kalilauge versetzt, bis eine Trübung entsteht. Nach Zusatz von 5,0 ml Ammoniumchlorid-Ammoniak-Puffer Nr. 1 und 0,30 g Eriochromschwarz-T-I wird die Lösung mit 0,1 M ÄDTA-Lösung bis zum Farbumschlag nach Blau titriert (Feinbürette).

1 ml 0,1 M ÄDTA-Lösung ist 8,137 mg Zinkoxid äquivalent.

[*g*] *Talk:* Der Rückstand von [*f*] wird in dem Allihnschen Rohr mit 5,0 ml Methanol und danach mit 5,0 ml Äther gewaschen. Anschließend wird 120 s Luft durchgesaugt und der Rückstand gewogen.
1 g Rückstand entspricht 1 g Talk.

Der Rückstand ist für die Prüfung nach [*a*] aufzubewahren.

[*h*] *Wasserhaltige emulgierende Salbe N, Glyzerol und Wasser:* 0,8000 g Lotion werden in einem zusammen mit einem Glasstab gewogenen Allihnschen Rohr 15 G 4 mit 5,0 ml siedendem n-Propanol versetzt und 120 s gerührt. Die Flüssigkeit wird unter schwachem Unterdruck abgesaugt. Der Rückstand wird 2mal mit je 3,0 ml Methanol und danach mit 5,0 ml Äther gewaschen und die Flüssigkeit jeweils unter schwachem Unterdruck abgesaugt. Nachdem 120 s Luft durchgesaugt wurde, wird der Rückstand gewogen.

Berechnung:

$$\% \text{ wasserhaltige emulgierende Salbe N, Glyzerol und Wasser} = \frac{100(Ew - a)}{Ew}$$

a = Masse des Rückstandes in Gramm.
Ew = Einwaage der Lotion in Gramm.

Der Rückstand ist für die Prüfung nach [*f*] aufzubewahren.

Sonstige Prüfungen

[*i*] Die Lotion muß den unter „Suspensionen" (XIV, 20.0.) angegebenen Forderungen entsprechen. Beim Verreiben einer Probe der Lotion auf dem Handrücken dürfen keine festen Bestandteile spürbar sein.

Aufbewahrung

Kühl.
Höchstens ein Jahr.

Die Lotion ist vor dem Gebrauch zu schütteln.

Mucilago Hydroxyaethylcellulosi

Hydroxyäthylzelluloseschleim

Zusammensetzung:	Hydroxyäthylzellulose	80,0 g
	Methylhydroxybenzoat	0,75 g
	Propylhydroxybenzoat	0,25 g
	Wasser	920,0 g

Herstellung (XIV, 15.0.): Das Methyl- und das Propylhydroxybenzoat werden in dem zum Sieden erhitzten Wasser unter Rühren gelöst. Die heiße Lösung wird in einem bedeckten Gefäß bis zum Erkalten stehengelassen und anschließend mit unmittelbar vorher zum Sieden erhitztem Wasser zu 920,0 g ergänzt. Die Lösung wird unter Rühren mit der Hydroxyäthylzellulose versetzt. Die Mischung wird unter wiederholtem Schütteln oder Rühren 3 d stehengelassen und anschließend bis zur gleichmäßigen Beschaffenheit bearbeitet.

Beschreibung

Farblose oder schwach gelbliche, trübe, viskose Flüssigkeit.
Geruch nicht wahrnehmbar.
Geschmack sehr schwach anästhesierend.

Löslichkeit: Wasser . . . . mischbar

Prüflösung: 15,0 g Schleim und 45,0 ml Wasser werden gemischt.

Identitätsprüfung

[a] *Hydroxyäthylzellulose:* 2,50 ml Prüflösung geben nach Zusatz von 2,5 ml Wasser, 5 Tropfen 2 N Essigsäure und 1,00 ml frisch bereiteter Gerbsäurelösung (5,0 g/100,0 ml) einen weißen oder gelblichen, flockigen Niederschlag.

[b] *Hydroxyäthylzellulose:* 5,0 ml Prüflösung werden nach Zusatz von 0,50 ml Jod-Kaliumjodid-RL* geschüttelt. Die Mischung erstarrt gelatinös.

[c] *Methyl- und Hydroxybenzoat:* 1,00 g Schleim wird mit 5,0 ml Äther ausgeschüttelt und die Ätherschicht durch ein Faltenfilter filtriert. Das Filtrat wird in einem Wasserbad von 40 bis 50 °C zur Trockne eingedampft. Der Rückstand wird nach Zusatz von 2,0 ml Quecksilber(II)-nitrat-RL im Wasserbad 5 min erhitzt. Die Lösung zeigt eine rote Färbung.

Wertbestimmung

[d] *Viskosität* (III, 11.0.): mindestens 10 cP. Zur Bestimmung werden die Prüflösung und ein Fallkörperviskosimeter verwendet.

Aufbewahrung

Höchstens 3 Monate.

Oculentum Hydrargyri oxydati flavum

Gelbe Quecksilberoxid-Augensalbe

Gehalt an Quecksilber(II)-oxid [HgO (216,6)] 0,95 bis 1,05%.

Zusammensetzung:		
	Quecksilber(II)-chlorid	1,266 g
	Natriumhydroxid	0,54 g
	Wasser	nach Bedarf
	Wollwachsalkoholsalbe	nach Bedarf

Herstellung (XIV, 6.0.): Das Quecksilber(II)-chlorid wird in 26,0 g warmem Wasser gelöst und die Lösung filtriert. Nach dem Abkühlen auf 30 °C wird dieses Filtrat langsam und unter ständigem Rühren in das Filtrat der Lösung des Natriumhydroxids in 21,0 g Wasser gegossen. Diese Mischung wird unter Lichtschutz und wiederholtem Rühren 60 min stehengelassen. Anschließend wird der entstandene Niederschlag auf Filterpapier der Sorte h gesammelt und so lange mit Wasser von 30 °C gewaschen, bis 10,0 ml der Waschflüssigkeit bei der „Prüfung auf Chlorid-Ionen" (VI, 7.0.) keine Trübung zeigen. Der Niederschlag wird vom Wasser befreit, bis seine Masse 3,0 g beträgt, und in einer gewogenen Schale mit 60,0 g Wollwachsalkoholsalbe verrieben.
In der so erhaltenen Augensalbe wird der Gehalt an Quecksilber(II)-oxid nach [*f*] bestimmt. Anschließend wird die Augensalbe durch Zusatz von Wollwachsalkoholsalbe auf den vorgeschriebenen Gehalt an Quecksilber(II)-oxid eingestellt. Die zuzusetzende Menge Wollwachsalkoholsalbe wird wie folgt berechnet:

Gramm Wollwachsalkoholsalbe $= a(b - 1{,}00)$

a = Masse der Augensalbe in Gramm.
b = ermittelter Gehalt der Augensalbe in Masseprozent.

Beschreibung

Gelbe oder orangegelbe Salbe.
Die Augensalbe zeigt bei der Betrachtung unter dem Mikroskop bei 100facher Vergrößerung nur einheitliche, runde und gleichmäßig verteilte Teilchen.

Identitätsprüfung

[*a*] *Quecksilber:* 5,0 g Augensalbe werden mit 5,0 ml 3 N Salzsäure versetzt. Die Mischung wird im Wasserbad erwärmt, bis die Wollwachsalkoholsalbe geschmolzen ist. Unter wiederholtem Schmelzen der Salbenteilchen im Wasserbad wird die Mischung so lange geschüttelt, bis die Salbe weiß oder höchstens schwach gelblich gefärbt ist. An-

schließend wird die Mischung auf 20 °C abgekühlt und die wäßrige Schicht abgegossen. 6 Tropfen der erforderlichenfalls filtrierten Flüssigkeit werden auf ein blankes Kupferblech gegeben. Auf diesem bildet sich innerhalb 60 s ein grauer Beschlag, der beim Reiben mit Filterpapier silberglänzend wird und beim Erhitzen über freier Flamme verschwindet. Der Rest der Flüssigkeit ist für die Prüfung nach [b] aufzubewahren.

[b] *Quecksilber(II)-Ionen:* Der Rest der Flüssigkeit von [a] gibt nach Zusatz von 3,0 ml 6 N Natronlauge einen gelben oder orangegelben Niederschlag.

[c] *Cholesterol:* 0,50 g Augensalbe werden in einem 50-ml-Erlenmeyerkolben in 5,0 ml Chloroform gelöst. Die Mischung wird mit 2,0 ml Essigsäureanhydrid und 10 Tropfen konzentrierter Schwefelsäure versetzt. Nach dem Schütteln zeigt die Mischung eine grüne Färbung.

Reinheitsprüfung

[d] *Alkalisch oder sauer reagierende Verunreinigungen:* 10,00 g Augensalbe werden in einem 50-ml-Erlenmeyerkolben mit 20,0 ml Äther versetzt. Die Mischung wird in dem verschlossenen Gefäß geschüttelt, bis sich die Wollwachsalkoholsalbe gelöst hat. Dann wird die Mischung in einen Scheidetrichter gegeben und der Erlenmeyerkolben mit 5,0 ml Äther und 2mal mit je 10,0 ml kohlendioxidfreiem Wasser gewaschen. Die vereinigten Flüssigkeiten werden geschüttelt. Nach dem Entmischen wird die wäßrige Schicht abgetrennt und durch ein angefeuchtetes Papierfilter filtriert. Das Filtrat muß nach Zusatz von 10 Tropfen Bromthymolblau-I und 0,250 ml 0,01 N Kalilauge blau und nach darauffolgendem Zusatz von 0,50 ml 0,01 N Salzsäure gelb gefärbt sein.

[e] *Trocknungsverlust* (VI, 19.0.): 1,0000 g Augensalbe wird, wie unter „Bestimmung des Trocknungsverlustes" angegeben, behandelt und bei 105 °C getrocknet. Die Augensalbe darf nicht weniger als 1,5% und nicht mehr als 2,2% Masse verlieren.

Gehaltsbestimmung

[f] 3,0000 g Augensalbe werden in einem 50-ml-Erlenmeyerkolben mit 20,0 ml Äther versetzt. Die Mischung wird in dem verschlossenen Gefäß geschüttelt, bis sich die Wollwachsalkoholsalbe gelöst hat. Danach wird die Mischung in einen Scheidetrichter gegeben und der Erlenmeyerkolben 3mal mit je 5,0 ml Äther gewaschen. Die vereinigten Ätherauszüge werden 3mal mit je 10,0 ml frisch bereiteter Kaliumjodidlösung (5,0 g/100,0 ml) jeweils 120 s ausgeschüttelt. Die vereinigten wäßrigen Auszüge werden nach Zusatz von 10 Tropfen Methylrot-Methylthioniniumchlorid-I mit 0,1 N Salzsäure bis zum Farbumschlag nach Violett titriert (Feinbürette).

1 ml 0,1 N Salzsäure ist 10,83 mg Quecksilber(II)-oxid äquivalent.

Sonstige Prüfungen

[*g*] Die Augensalbe muß den unter „Augensalben“ (XIV, 6.0.) angegebenenForderungen entsprechen. Die Bestimmung der Teilchengröße entfällt.

Aufbewahrung

Vorsichtig!
Vor Licht geschützt.
Höchstens 6 Monate.

Oculentum simplex

Einfache Augensalbe

Zusammensetzung:	Cholesterol	1,0 g
	dickflüssiges Paraffin	42,5 g
	weißes Vaselin	56,5 g

Herstellung (XIV, 6.0.): Die Mischung aus dickflüssigem Paraffin und weißem Vaselin wird auf 150 °C erhitzt, mit dem Cholesterol versetzt und bis zur gleichmäßigen Beschaffenheit bearbeitet. Die noch flüssige Mischung wird erforderlichenfalls koliert, anschließend nach Verfahren a_2) (XV, 1.0.) bei 180 °C sterilisiert und in dem Verbrauch angemessenen Mengen in sterilisierte Behältnisse abgefüllt.

Beschreibung

Weiße oder schwach gelbe Salbe.
Geruch schwach wahrnehmbar.

Identitätsprüfung

[*a*] *Cholesterol:* 0,50 g Augensalbe werden in einem 50-ml-Erlenmeyerkolben in 5,0 ml Chloroform gelöst. Die Lösung wird mit 2,0 ml Essigsäureanhydrid und 10 Tropfen konzentrierter Schwefelsäure versetzt. Nach dem Schütteln zeigt die Mischung eine grüne Färbung.

Wertbestimmung

[*b*] *Wasserzahl* (XIV, 18.0.): mindestens 50

Sonstige Prüfungen

[*c*] Die Augensalbe muß den unter „Augensalben“ (XIV, 6.0.) angegebenen Forderungen entsprechen. Die Bestimmung der Teilchengröße entfällt.

Aufbewahrung

In dem Verbrauch angemessenen Mengen in keimdicht verschlossenen Behältnissen.
Die Entnahme von Teilmengen muß unter Ausschluß von Rekontamination erfolgen.
Höchstens ein Jahr.

Oculoguttae Atropini

Atropin-Augentropfen

Gehalt an Atropinsulfat $[(C_{17}H_{23}NO_3)_2H_2SO_4 \cdot H_2O$ (694,8)] 0,90 bis 1,05%.

Zusammensetzung:	Atropinsulfat		1,0 g
	Thiomersal		0,002 g
	Natriumchlorid		0,78 g
	Wasser	zu	100,0 g

Herstellung (XIV, 7.0.): Das Thiomersal, das Natriumchlorid und das Atropinsulfat werden in Wasser zu 100,0 g gelöst. Die Lösung wird filtriert und, wie unter „Bestimmungen über die Ausführung der Sterilisation" (XV, 1.0.) nach Verfahren a_1), c_3) oder d) angegeben, weiterbehandelt.

Wird die Herstellung unter Verwendung von Arzneiträgern vorgenommen, wird das Atropinsulfat in 13,0 g Arzneiträger A (Th) gelöst. Die Lösung wird mit Arzneiträger E (Th) zu 100,0 g ergänzt, filtriert und, wie unter „Bestimmungen über die Ausführung der Sterilisation" (XV, 1.0.) nach Verfahren a_1), c_3) oder d) angegeben, weiterbehandelt.

Beschreibung

Klare, farblose Flüssigkeit. Die Prüfung der Klarheit wird, wie unter „Augentropfen" (XIV, 7.0.) angegeben, durchgeführt.
Geruch nicht wahrnehmbar.

Identitätsprüfung

[*a*] *Reaktion:* Die Augentropfen zeigen einen pH-Wert (III, 7.0.) im Bereich von 4,0 bis 5,5.

[*b*] *Natrium-Ionen:* Die Augentropfen färben beim Erhitzen am Platindraht die nichtleuchtende Flamme kräftig gelb.

[*c*] *Chlorid-Ionen:* 1,0 ml Augentropfen gibt nach Zusatz von 2,0 ml Wasser, 5 Tropfen 5 N Salpetersäure und 1,0 ml 0,1 N Silbernitratlösung einen weißen Niederschlag, der sich nach Zusatz von 2,0 ml 6 N Ammoniaklösung löst.

[*d*] *Sulfat-Ionen:* 1,0 ml Augentropfen gibt nach Zusatz von 2,0 ml Wasser, 10 Tropfen 3 N Salzsäure und 10 Tropfen Bariumchloridlösung (5,0 g/100,0 ml) einen weißen, kristallinen Niederschlag.

[*e*] *Atropin:* 4 Tropfen Augentropfen werden in einer Porzellanschale auf dem Wasserbad zur Trockne eingedampft. Der Rückstand wird mit 5 Tropfen rauchender Salpeter-

säure versetzt und die Mischung auf dem Wasserbad zur Trockne eingedampft. Der Rückstand wird mit 10 Tropfen äthanolischer 0,5 N Kalilauge versetzt. Die Mischung zeigt eine rotviolette Färbung, die sich nach Zusatz von 2,0 ml Azeton verstärkt.

[f] *Thiomersal:* Die Prüfung wird, wie unter „Dünnschichtchromatografische Prüfung" (III, 12.0.) angegeben, durchgeführt.

Adsorptionsschicht: Kieselgel G

Aufzutragende Lösung: 5,00 ml Augentropfen werden mit 6,00 ml Diphenylthiokarbazon-RL 120 s geschüttelt. Die untere Schicht wird abgetrennt und in einem Luftstrom zur Trockne eingedampft. Der Rückstand wird in 0,200 ml Chloroform gelöst. 20,0 µl der Lösung werden als Startfleck b aufgetragen.

Aufzutragende Lösung der Testsubstanz: 0,0100 g Thiomersal wird in 500,0 ml Wasser gelöst. 5,00 ml der Lösung werden mit 6,00 ml Diphenylthiokarbazon-RL 120 s geschüttelt. Die untere Schicht wird abgetrennt und in einem Luftstrom zur Trockne eingedampft. Der Rückstand wird in 0,200 ml Chloroform gelöst. 10,0 µl der Lösung werden als Startfleck a und 30,0 µl der Lösung als Startfleck c aufgetragen.

Laufmittel: Petroläther—Azeton (90 + 10)

Trocknung: Die Dünnschichtplatte wird an der Luft aufbewahrt, bis das Laufmittel verdunstet ist.

Auswertung: Das Chromatogramm zeigt über dem Startpunkt b einen gelborangefarbenen Fleck, der hinsichtlich R_F-Wert mit den gelborangefarbenen Flecken über den Startpunkten a und c übereinstimmt.

Der gelborangefarbene Fleck über dem Startpunkt b darf nicht kleiner bzw. schwächer gefärbt sein als der gelborangefarbene Fleck über dem Startpunkt a und nicht größer bzw. stärker gefärbt sein als der gelborangefarbene Fleck über dem Startpunkt c.

Weitere Flecke können vorhanden sein.

Gehaltsbestimmung

[g] *Atropinsulfat:* 0,2000 g Augentropfen werden mit Wasser zu 10,00 ml aufgefüllt. 1,00 ml der Lösung wird nach Zusatz von 0,50 ml Natriumdihydrogenphosphat-Puffer Nr. 1 und 1,00 ml Pikrinsäure-RL mit 10,00 ml Chloroform 30 s ausgeschüttelt. Der Chloroformauszug wird durch ein Filterpapier der Sorte w von 7 cm Durchmesser filtriert. Die ersten 2,0 ml Filtrat werden verworfen. Die Extinktion (III, 5.0.) des Filtrates wird bei 430 nm gegen die Blindprobe gemessen.

Vergleichsprobe: 0,1000 g Atropinsulfat wird in Wasser zu 50,00 ml gelöst. 10,00 ml der Lösung werden mit Wasser zu 100,00 ml aufgefüllt. 1,00 ml dieser Lösung wird nach Zusatz von 0,50 ml Natriumdihydrogenphosphat-Puffer Nr. 1, wie vorstehend angegeben, weiterbehandelt.

Berechnung:

$$\% \text{ Atropinsulfat} = \frac{2 \cdot E_1 \cdot Ew_2}{E_2 \cdot Ew_1}$$

E_1 = Extinktion des Filtrates.
E_2 = Extinktion der Vergleichsprobe.
Ew_1 = Einwaage der Augentropfen in Gramm.
Ew_2 = Einwaage des Atropinsulfates in Gramm.

Sonstige Prüfungen

[*h*] Die Augentropfen müssen den unter „Augentropfen“ (XIV, 7.0.) angegebenen Forderungen entsprechen.

Aufbewahrung

Vorsichtig!
Vor Licht geschützt.
Höchstens 3 Monate.

Oculoguttae Chloramphenicoli

Chloramphenikol-Augentropfen

Gehalt an Chloramphenikol [$C_{11}H_{12}Cl_2N_2O_5$ (323,1)] 0,45 bis 0,55%.

Zusammensetzung:		
	Chloramphenikol	0,5 g
	Thiomersal	0,002 g
	Natriumtetraborat	0,3 g
	Borsäure	1,5 g
	Wasser	zu 100,0 g

Herstellung (XIV, 7.0.): Die Borsäure wird in 95 g Wasser unter Erhitzen gelöst. In der auf 40 bis 50 °C abgekühlten Lösung werden das Thiomersal, das Natriumtetraborat und das Chloramphenikol gelöst. Die Lösung wird auf 20 °C abgekühlt, mit Wasser zu 100,0 g ergänzt und, wie unter „Bestimmungen über die Ausführung der Sterilisation" (XV, 1.0.) nach Verfahren d) angegeben, weiterbehandelt.

Wird die Herstellung unter Verwendung von Arzneiträgern vorgenommen, wird das Chloramphenikol in Arzneiträger F (Th) unter Erwärmen auf höchstens 50 °C zu 100,0 g gelöst. Die Lösung wird auf 20 °C abgekühlt und, wie unter „Bestimmungen über die Ausführung der Sterilisation" (XV, 1.0.) nach Verfahren d) angegeben, weiterbehandelt.

Beschreibung

Klare, farblose Flüssigkeit. Die Prüfung der Klarheit wird, wie unter „Augentropfen" (XIV, 7.0.) angegeben, durchgeführt.
Geruch nicht wahrnehmbar.

Identitätsprüfung

[a] *Reaktion:* Die Augentropfen zeigen einen pH-Wert (III, 7.0.) im Bereich von 7,0 bis 8,0.

[b] *Natrium-Ionen:* Die Augentropfen färben beim Erhitzen am Platindraht die nichtleuchtende Flamme gelb.

[c] *Borat-Ionen:* 10 Tropfen Augentropfen werden nach Zusatz von 3,0 ml Methanol und 10 Tropfen konzentrierter Schwefelsäure erhitzt. Die entweichenden Dämpfe brennen mit grün gesäumter Flamme.

[d] *Chloramphenikol:* 1,0 ml Augentropfen wird mit 3,0 ml 3 N Natronlauge und 0,100 g Thymol versetzt. Die Mischung wird geschüttelt, bis sich das Thymol gelöst hat, und im Wasserbad 120 s erhitzt. Die Lösung zeigt eine gelbe Färbung, die beim kräftigen Schütteln in eine blaue übergeht.

[e] *Thiomersal:* Die Prüfung wird, wie unter „Dünnschichtchromatografische Prüfung" (III, 12.0.) angegeben, durchgeführt.

Adsorptionsschicht: Kieselgel G

Aufzutragende Lösung: 5,00 ml Augentropfen werden mit 6,00 ml Diphenylthiokarbazon-RL 120 s geschüttelt. Die untere Schicht wird abgetrennt und in einem Luftstrom zur Trockne eingedampft. Der Rückstand wird in 0,200 ml Chloroform gelöst. 20,0 µl der Lösung werden als Startfleck b aufgetragen.

Aufzutragende Lösung der Testsubstanz: 0,0100 g Thiomersal wird in 500,0 ml Wasser gelöst. 5,00 ml der Lösung werden mit 6,00 ml Diphenylthiokarbazon-RL 120 s geschüttelt. Die untere Schicht wird abgetrennt und in einem Luftstrom zur Trockne eingedampft. Der Rückstand wird in 0,200 ml Chloroform gelöst. 10,0 µl der Lösung werden als Startfleck a und 30,0 µl der Lösung als Startfleck c aufgetragen.

Laufmittel: Petroläther—Azeton (90 + 10)

Trocknung: Die Dünnschichtplatte wird an der Luft aufbewahrt, bis das Laufmittel verdunstet ist.

Auswertung: Das Chromatogramm zeigt über dem Startpunkt b einen gelborangefarbenen Fleck, der hinsichtlich R_F-Wert mit den gelborangefarbenen Flecken über den Startpunkten a und c übereinstimmt.

Der gelborangefarbene Fleck über dem Startpunkt b darf nicht kleiner bzw. schwächer gefärbt sein als der gelborangefarbene Fleck über dem Startpunkt a und nicht größer bzw. stärker gefärbt sein als der gelborangefarbene Fleck über dem Startpunkt c.

Weitere Flecke können vorhanden sein.

Gehaltsbestimmung

[f] *Chloramphenikol:* 2,0000 g Augentropfen werden mit Wasser zu 100,00 ml aufgefüllt. 5,00 ml der Lösung sind für die Blindprobe aufzubewahren.

5,00 ml der Lösung werden in einem 25-ml-Meßkolben mit 0,20 g Zinkstaub und 8,00 ml 1 N Salzsäure versetzt. In den Meßkolben wird ein Trichter eingehängt und die Mischung im Wasserbad unter wiederholtem Schütteln 60 min erhitzt. Anschließend wird die Mischung rasch auf 20 °C abgekühlt, mit 8,00 ml 1 N Natronlauge versetzt und mit Wasser zu 25,00 ml aufgefüllt. Diese Mischung wird durch ein Papierfilter filtriert. 5,00 ml des Filtrates werden mit 5,00 ml frisch bereiteter Natriumnitritlösung (0,50 g/100,0 ml) und 5,00 ml 0,1 N Salzsäure versetzt. Nach 5 min werden 5,00 ml der Lösung von 0,100 g Thymol in 100,0 ml 0,3 N Natronlauge zugefügt. Die Extinktion (III, 5.0.) der Lösung wird nach 120 s bei 470 nm gegen die nachstehend beschriebene Blindprobe gemessen.

Blindprobe: 5,00 ml der vorstehend angegebenen Lösung werden, wie oben angegeben, ohne Zusatz des Zinkstaubes behandelt.

Vergleichsprobe: 0,1000 g Chloramphenikol wird in Wasser zu 1000,0 ml gelöst. 5,00 ml der Lösung werden in einem 25-ml-Meßkolben mit 0,20 g Zinkstaub versetzt und, wie vorstehend angegeben, weiterbehandelt.

Berechnung:

$$\text{\% Chloramphenikol} = \frac{10 \cdot E_1 \cdot Ew_2}{E_2 \cdot Ew_1}$$

E_1 = Extinktion der Lösung.
E_2 = Extinktion der Vergleichsprobe.
Ew_1 = Einwaage der Augentropfen in Gramm.
Ew_2 = Einwaage des Chloramphenikols in Gramm.

Sonstige Prüfungen

[*g*] Die Augentropfen müssen den unter „Augentropfen" (XIV, 7.0.) angegebenen Forderungen entsprechen.

Aufbewahrung

Vorsichtig!
Vor Licht geschützt.
Höchstens 3 Monate.

Oculoguttae Epinephrini

Epinephrin-Augentropfen

Gehalt an Epinephrin [$C_9H_{13}NO_3$ (183,2)] 0,90 bis 1,05%.

Zusammensetzung:	Epinephrinbitartrat	1,8 g
	Thiomersal	0,002 g
	Borsäure	0,15 g
	Natriumpyrosulfit	0,3 g
	Natriumtetraborat	1,6 g
	Wasser	zu 100,0 g

Herstellung (XIV, 7.0.): Die Borsäure wird in 80,0 g Wasser unter Erhitzen gelöst. In der auf 20 °C abgekühlten Lösung werden das Thiomersal, das Natriumtetraborat, das Natriumpyrosulfit und das Epinephrinbitartrat gelöst. Die Lösung wird mit Wasser zu 100,0 g ergänzt und, wie unter „Bestimmungen über die Ausführung der Sterilisation" (XV, 1.0.) nach Verfahren d) angegeben, weiterbehandelt.

Wird die Herstellung unter Verwendung von Arzneiträgern vorgenommen, werden das Natriumtetraborat, das Natriumpyrosulfit und das Epinephrinbitartrat in Arzneiträger A (Th) zu 90,0 g gelöst. Die Lösung wird mit Arzneiträger D (Th) zu 100,0 g ergänzt und, wie unter „Bestimmungen über die Ausführung der Sterilisation" (XV, 1.0.) nach Verfahren d) angegeben, weiterbehandelt.

Beschreibung

Klare, farblose Flüssigkeit. Die Prüfung der Klarheit wird, wie unter „Augentropfen" (XIV, 7.0.) angegeben, durchgeführt.
Geruch nicht wahrnehmbar.

Identitätsprüfung

[*a*] *Reaktion:* Die Augentropfen zeigen einen pH-Wert (III, 7.0.) im Bereich von 4,0 bis 5,0.

[*b*] *Natrium-Ionen:* Die Augentropfen färben beim Erhitzen am Platindraht die nichtleuchtende Flamme kräftig gelb.

[*c*] *Borat-Ionen:* 10 Tropfen Augentropfen werden nach Zusatz von 3,0 ml Methanol und 10 Tropfen konzentrierter Schwefelsäure erhitzt. Die entweichenden Dämpfe brennen mit grün gesäumter Flamme.

[*d*] *Sulfit-Ionen:* 1,0 ml Augentropfen wird mit 10 Tropfen 3 N Salzsäure und 1,0 ml 0,1 N Kaliumpermanganatlösung versetzt. Die Färbung der Kaliumpermanganatlösung

verschwindet sofort. Die Mischung gibt nach Zusatz von 10 Tropfen Bariumchlorid-lösung (5,0 g/100,0 ml) einen weißen, kristallinen Niederschlag.

[e] *Tartrat-Ionen:* 5 Tropfen Augentropfen werden mit 2,0 ml Wasser und 0,20 g Resorzin versetzt. Die Lösung wird mit 5,0 ml konzentrierter Schwefelsäure unterschichtet und im Wasserbad 15 min erhitzt. An der Berührungszone entsteht ein violetter Ring.

[f] *Epinephrin:* 5 Tropfen Augentropfen zeigen nach Zusatz von 1,0 ml Wasser und 5 Tropfen frisch bereiteter Natriumnitritlösung (10,0 g/100,0 ml) innerhalb 120 s eine gelbe Färbung, die nach Zusatz von 3 Tropfen 3 N Natronlauge sofort in eine tiefrote übergeht.

[g] *Thiomersal:* Die Prüfung wird, wie unter „Dünnschichtchromatografische Prüfung" (III, 12.0.) angegeben, durchgeführt.

Adsorptionsschicht: Kieselgel G

Aufzutragende Lösung: 5,00 ml Augentropfen werden mit 6,00 ml Diphenylthiokarbazon-RL 120 s geschüttelt. Die untere Schicht wird abgetrennt und in einem Luftstrom zur Trockne eingedampft. Der Rückstand wird in 0,200 ml Chloroform gelöst. 20,0 µl der Lösung werden als Startfleck b aufgetragen.

Aufzutragende Lösung der Testsubstanz: 0,0100 g Thiomersal wird in 500,0 ml Wasser gelöst. 5,00 ml der Lösung werden mit 6,00 ml Diphenylthiokarbazon-RL 120 s geschüttelt. Die untere Schicht wird abgetrennt und in einem Luftstrom zur Trockne eingedampft. Der Rückstand wird in 0,200 ml Chloroform gelöst. 10,0 µl der Lösung werden als Startfleck a und 30,0 µl der Lösung als Startfleck c aufgetragen.

Laufmittel: Petroläther—Azeton (90 + 10)

Trocknung: Die Dünnschichtplatte wird an der Luft aufbewahrt, bis das Laufmittel verdunstet ist.

Auswertung: Das Chromatogramm zeigt über dem Startpunkt b einen gelborangefarbenen Fleck, der hinsichtlich R_F-Wert mit den gelborangefarbenen Flecken über den Startpunkten a und c übereinstimmt.
Der gelborangefarbene Fleck über dem Startpunkt b darf nicht kleiner bzw. schwächer gefärbt sein als der gelborangefarbene Fleck über dem Startpunkt a und nicht größer bzw. stärker gefärbt sein als der gelborangefarbene Fleck über dem Startpunkt c.
Weitere Flecke können vorhanden sein.

Gehaltsbestimmung

[h] *Epinephrin:* 1,0000 g Augentropfen wird mit frisch bereiteter Natriumdisulfitlösung (0,200 g/100,0 ml) zu 25,00 ml aufgefüllt. 1,00 ml der Lösung wird in einem 10-ml-Meßkolben mit 3,0 ml der Natriumdisulfitlösung (0,200 g/100,0 ml), 0,100 ml Eisenzitrat-RL und 2,00 ml Aminoessigsäure-Puffer Nr. 1 versetzt. Die Lösung wird mit der Natriumdisulfitlösung (0,200 g/100,0 ml) zu 10,00 ml aufgefüllt. Nach 20 min

wird die Extinktion (III, 5.0.) dieser Lösung bei 530 nm ± 5 nm im Maximum gegen Wasser gemessen.
Vergleichsprobe: 0,0730 g Epinephrinbitartrat, entsprechend 0,040 g Epinephrin, werden in der Natriumdisulfitlösung (0,200 g/100,0 ml) zu 100,0 ml gelöst. 1,00 ml der Lösung wird in einem 10-ml-Meßkolben, wie vorstehend angegeben, weiterbehandelt.

Berechnung:

$$\% \text{ Epinephrin} = \frac{13{,}74 \cdot E_1 \cdot Ew_2}{E_2 \cdot Ew_1}$$

E_1 = Extinktion der Lösung.
E_2 = Extinktion der Vergleichsprobe.
Ew_1 = Einwaage der Augentropfen in Gramm.
Ew_2 = Einwaage des Epinephrinbitartrates in Gramm.

Sonstige Prüfungen

[*i*] Die Augentropfen müssen den unter „Augentropfen" (XIV, 7.0.) angegebenen Forderungen entsprechen.

Aufbewahrung

Vorsichtig!
Vor Licht geschützt.
Kühl.
Höchstens 3 Monate.

Oculoguttae Fluoresceini

Fluoreszein-Augentropfen

Gehalt an Fluoreszein-Natrium [$C_{20}H_{10}Na_2O_5$ (376,3)] 1,8 bis 2,1 %.

Zusammensetzung:	Fluoreszein-Natrium	2,0 g
	Thiomersal	0,002 g
	Natriumchlorid	0,28 g
	Wasser	zu 100,0 g

Herstellung (XIV, 7.0.): Das Thiomersal, das Natriumchlorid und das Fluoreszein-Natrium werden in Wasser zu 100,0 g gelöst. Die Lösung wird filtriert und, wie unter „Bestimmungen über die Ausführung der Sterilisation" (XV, 1.0.) nach Verfahren a_1), c_3) oder d) angegeben, weiterbehandelt.

Wird die Herstellung unter Verwendung von Arzneiträgern vorgenommen, wird das Fluoreszein-Natrium in 68,0 g Arzneiträger A (Th) gelöst. Die Lösung wird mit Arzneiträger E (Th) zu 100,0 g ergänzt, filtriert und, wie unter „Bestimmungen über die Ausführung der Sterilisation" (XV, 1.0.) nach Verfahren a_1), c_3) oder d) angegeben, weiterbehandelt.

Beschreibung

Dunkelrotbraune Flüssigkeit.
Geruch nicht wahrnehmbar.

Identitätsprüfung

[*a*] *Reaktion:* Die Augentropfen zeigen einen pH-Wert (III, 7.0.) im Bereich von 8,0 bis 10,0.

[*b*] *Natrium-Ionen:* Die Augentropfen färben beim Erhitzen am Platindraht die nichtleuchtende Flamme kräftig gelb.

[*c*] *Chlorid-Ionen:* 5,0 ml Augentropfen, 5,0 ml 3 N Schwefelsäure und 5 Tropfen Äther werden gemischt. Die Mischung wird kräftig geschüttelt und filtriert. 1,0 ml des Filtrates gibt nach Zusatz von 1,0 ml Wasser, 10 Tropfen 5 N Salpetersäure und 1,0 ml 0,1 N Silbernitratlösung einen Niederschlag, der sich nach Zusatz von 2,0 ml 6 N Ammoniaklösung löst.

[*d*] *Fluoreszein:* 1 Tropfen Augentropfen wird mit 5,0 ml Wasser versetzt. Die Lösung zeigt eine kräftig grüne Fluoreszenz, die nach Zusatz von 2 Tropfen 3 N Salzsäure verschwindet und nach darauffolgendem Zusatz von 4 Tropfen 3 N Natronlauge erneut wahrnehmbar ist.

[e] *Thiomersal:* Die Prüfung wird, wie unter „Dünnschichtchromatografische Prüfung" (III, 12.0.) angegeben, durchgeführt.

Adsorptionsschicht: Kieselgel G

Aufzutragende Lösung: 5,00 ml Augentropfen werden mit 6,00 ml Diphenylthiokarbazon-RL 120 s geschüttelt. Die untere Schicht wird abgetrennt und in einem Luftstrom zur Trockne eingedampft. Der Rückstand wird in 0,200 ml Chloroform gelöst. 20,0 μl der Lösung werden als Startfleck b aufgetragen.

Aufzutragende Lösung der Testsubstanz: 0,0100 g Thiomersal wird in 500,0 ml Wasser gelöst. 5,00 ml der Lösung werden mit 6,00 ml Diphenylthiokarbazon-RL 120 s geschüttelt. Die untere Schicht wird abgetrennt und in einem Luftstrom zur Trockne eingedampft. Der Rückstand wird in 0,200 ml Chloroform gelöst. 10,0 μl der Lösung werden als Startfleck a und 30,0 μl der Lösung als Startfleck c aufgetragen.

Laufmittel: Petroläther—Azeton (90 + 10)

Trocknung: Die Dünnschichtplatte wird an der Luft aufbewahrt, bis das Laufmittel verdunstet ist.

Auswertung: Das Chromatogramm zeigt über dem Startpunkt b einen gelborangefarbenen Fleck, der hinsichtlich R_F-Wert mit den gelborangefarbenen Flecken über den Startpunkten a und c übereinstimmt.

Der gelborangefarbene Fleck über dem Startpunkt b darf nicht kleiner bzw. schwächer gefärbt sein als der gelborangefarbene Fleck über dem Startpunkt a und nicht größer bzw. stärker gefärbt sein als der gelborangefarbene Fleck über dem Startpunkt c.

Weitere Flecke können vorhanden sein.

Gehaltsbestimmung

[f] *Fluoreszein-Natrium:* 1,0000 g Augentropfen wird mit Wasser zu 100,00 ml aufgefüllt. 2,00 ml der Lösung werden mit 0,1 N Salzsäure zu 100,00 ml aufgefüllt. Die Extinktion (III, 5.0.) dieser Lösung wird bei 436 nm ± 5 nm im Maximum gegen Wasser gemessen.

Vergleichsprobe: 0,1000 g Fluoreszein-Natrium wird in Wasser zu 100,00 ml gelöst. 2,00 ml der Lösung werden mit 0,1 N Salzsäure zu 50,00 ml aufgefüllt. 10,00 ml dieser Lösung werden mit 0,1 N Salzsäure zu 100,00 ml aufgefüllt. Die Extinktion der Lösung wird bei 436 nm ± 5 nm im Maximum gegen Wasser gemessen.

Berechnung:

$$\% \text{ Fluoreszein-Natrium} = \frac{20 \cdot E_1 \cdot Ew_2}{E_2 \cdot Ew_1}$$

E_1 = Extinktion der Lösung.
E_2 = Extinktion der Vergleichsprobe.
Ew_1 = Einwaage der Augentropfen in Gramm.
Ew_2 = Einwaage des Fluoreszein-Natriums in Gramm.

Sonstige Prüfungen

[*g*] Die Augentropfen müssen den unter „Augentropfen“ (XIV, 7.0.) angegebenen Forderungen entsprechen.

Aufbewahrung

Vorsichtig!
Vor Licht geschützt.
Höchstens 6 Monate, nach Anbruch 8 d.

Oculoguttae Kalii jodati

Kaliumjodid-Augentropfen

Gehalt an Kaliumjodid [KJ (166,0)] 1,9 bis 2,1%.
Gehalt an Borsäure [H_3BO_3 (61,83)] 0,28 bis 0,32%.

Zusammensetzung:	Kaliumjodid		2,0 g
	Thiomersal		0,002 g
	Natriumtetraborat		0,02 g
	Borsäure		0,3 g
	Wasser	zu	100,0 g

Herstellung (XIV, 7.0.): Das Thiomersal, das Natriumtetraborat, die Borsäure und das Kaliumjodid werden in Wasser zu 100,0 g gelöst. Die Lösung wird filtriert und, wie unter „Bestimmungen über die Ausführung der Sterilisation“ (XV, 1.0.) nach Verfahren a_1), c_3) oder d) angegeben, weiterbehandelt.
Wird die Herstellung unter Verwendung von Arzneiträgern vorgenommen, werden das Natriumtetraborat und das Kaliumjodid in 82,5 g Arzneiträger A (Th) gelöst. Die Lösung wird mit Arzneiträger P_2 (Th) zu 100,0 g ergänzt, filtriert und, wie unter „Bestimmungen über die Ausführung der Sterilisation“ (XV, 1.0.) nach Verfahren a_1), c_3) oder d) angegeben, weiterbehandelt.

Beschreibung

Klare, farblose Flüssigkeit. Die Prüfung der Klarheit wird, wie unter „Augentropfen“ (XIV, 7.0.) angegeben, durchgeführt.
Geruch höchstens schwach wahrnehmbar.

Identitätsprüfung

[*a*] *Reaktion:* Die Augentropfen zeigen einen pH-Wert (III, 7.0.) im Bereich von 7,0 bis 8,0.

[*b*] *Kalium-Ionen:* 3,0 ml Augentropfen geben nach Zusatz von 10 Tropfen 3 N Salzsäure und 1,00 ml 6 N Perchlorsäure einen weißen, kristallinen Niederschlag.

[*c*] *Borat-Ionen:* 4,0 ml Augentropfen werden auf etwa 0,5 ml eingedampft. Der Rückstand wird nach Zusatz von 3,0 ml Methanol und 10 Tropfen konzentrierter Schwefelsäure erhitzt. Die entweichenden Dämpfe brennen mit grün gesäumter Flamme.

[*d*] *Jodid-Ionen:* 5,0 ml Augentropfen geben nach Zusatz von 10 Tropfen 5 N Salpetersäure und 4,00 ml Silbernitratlösung (5,0 g/100,0 ml) einen gelben Niederschlag.

Gehaltsbestimmung

[*e*] *Kaliumjodid:* 2,5000 g Augentropfen werden nach Zusatz von 15,0 ml Natriumazetatlösung (27,0 g/100,0 ml) unter Schwenken mit 25 bis 30 ml Brom-RL versetzt. Nach 60 s werden tropfenweise 5 N Ameisensäure bis zur Entfärbung der Mischung und danach 0,020 g Natriumsalizylat zugegeben. Nach 5 min werden 1,00 g Kaliumjodid und 10,0 ml 3 N Salzsäure hinzugefügt. Das ausgeschiedene Jod wird mit 0,1 N Natriumthiosulfatlösung titriert. Sobald die Lösung nur noch schwach gelb gefärbt ist, werden 2,0 ml Stärke-I hinzugefügt.

1 ml 0,1 N Natriumthiosulfatlösung ist 2,767 mg Kaliumjodid äquivalent.

[*f*] *Borsäure:* 10,000 g Augentropfen und die Lösung von 2,50 g Sorbit in 15,0 ml Wasser, die vorher nach Zusatz von 10 Tropfen Phenolphthalein-I mit 0,1 N Kalilauge bis zur Rosafärbung versetzt wurde, werden gemischt. Diese Lösung wird mit 0,1 N Kalilauge bis zur Rosafärbung titriert (Feinbürette).

1 ml 0,1 N Kalilauge ist 6,183 mg Borsäure äquivalent.

Sonstige Prüfungen

[*g*] Die Augentropfen müssen den unter „Augentropfen" (XIV, 7.0.) angegebenen Forderungen entsprechen.

Aufbewahrung

Vorsichtig!
Vor Licht geschützt.
Höchstens 6 Monate.

Oculoguttae Natrii tetraborici

Natriumtetraborat-Augentropfen

Gehalt an Natriumtetraborat [$Na_2B_4O_7 \cdot 10\ H_2O$ (381,4)] 0,28 bis 0,33%.

Zusammensetzung:		
	Natriumtetraborat	0,3 g
	Thiomersal	0,002 g
	Natriumchlorid	0,77 g
	Wasser	zu 100,0 g

Herstellung (XIV, 7.0.): Das Thiomersal, das Natriumchlorid und das Natriumtetraborat werden in Wasser zu 100,0 g gelöst. Die Lösung wird filtriert und, wie unter „Bestimmungen über die Ausführung der Sterilisation" (XV, 1.0.) nach Verfahren a_1), c_3) oder d) angegeben, weiterbehandelt.

Wird die Herstellung unter Verwendung von Arzneiträgern vorgenommen, wird das Natriumtetraborat in 14,0 g Arzneiträger A (Th) gelöst. Die Lösung wird mit Arzneiträger E (Th) zu 100,0 g ergänzt, filtriert und, wie unter „Bestimmungen über die Ausführung der Sterilisation" (XV, 1.0.) nach Verfahren a_1), c_3) oder d) angegeben, weiterbehandelt.

Beschreibung

Klare, farblose Flüssigkeit. Die Prüfung der Klarheit wird, wie unter „Augentropfen" (XIV, 7.0.) angegeben, durchgeführt.
Geruch nicht wahrnehmbar.

Identitätsprüfung

[a] *Reaktion:* Die Augentropfen zeigen einen pH-Wert (III, 7.0.) im Bereich von 8,0 bis 9,0.

[b] *Natrium-Ionen:* Die Augentropfen färben beim Erhitzen am Platindraht die nichtleuchtende Flamme kräftig gelb.

[c] *Borat-Ionen:* 2,0 ml Augentropfen werden auf etwa 0,5 ml eingedampft. Der Rückstand wird nach Zusatz von 3,0 ml Methanol und 10 Tropfen konzentrierter Schwefelsäure erhitzt. Die entweichenden Dämpfe brennen mit grün gesäumter Flamme.

[d] *Chlorid-Ionen:* 1,0 ml Augentropfen gibt nach Zusatz von 1,0 ml Wasser, 10 Tropfen 5 N Salpetersäure und 1,0 ml 0,1 N Silbernitratlösung einen weißen Niederschlag, der sich nach Zusatz von 2,0 ml 6 N Ammoniaklösung löst.

[e] *Thiomersal:* Die Prüfung wird, wie unter „Dünnschichtchromatografische Prüfung" (III, 12.0.) angegeben, durchgeführt.
Adsorptionsschicht: Kieselgel G

Aufzutragende Lösung: 5,00 ml Augentropfen werden mit 6,00 ml Diphenylthiokarbazon-RL 120 s geschüttelt. Die untere Schicht wird abgetrennt und in einem Luftstrom zur Trockne eingedampft. Der Rückstand wird in 0,200 ml Chloroform gelöst. 20,0 µl der Lösung werden als Startfleck b aufgetragen.

Aufzutragende Lösung der Testsubstanz: 0,0100 g Thiomersal wird in 500,0 ml Wasser gelöst. 5,00 ml der Lösung werden mit 6,00 ml Diphenylthiokarbazon-RL 120 s geschüttelt. Die untere Schicht wird abgetrennt und in einem Luftstrom zur Trockne eingedampft. Der Rückstand wird in 0,200 ml Chloroform gelöst. 10,0 µl der Lösung werden als Startfleck a und 30,0 µl der Lösung als Startfleck c aufgetragen.

Laufmittel: Petroläther-Azeton (90 + 10)

Trocknung: Die Dünnschichtplatte wird an der Luft aufbewahrt, bis das Laufmittel verdunstet ist.

Auswertung: Das Chromatogramm zeigt über dem Startpunkt b einen gelborangefarbenen Fleck, der hinsichtlich R_F-Wert mit den gelborangefarbenen Flecken über den Startpunkten a und c übereinstimmt.

Der gelborangefarbene Fleck über dem Startpunkt b darf nicht kleiner bzw. schwächer gefärbt sein als der gelborangefarbene Fleck über dem Startpunkt a und nicht größer bzw. stärker gefärbt sein als der gelborangefarbene Fleck über dem Startpunkt c.

Weitere Flecke können vorhanden sein.

Gehaltsbestimmung

[*f*] *Natriumtetraborat:* 5,000 g Augentropfen werden nach Zusatz von 8 Tropfen Bromkresolgrün-I und 2 Tropfen Methylrot-I mit 0,01 N Salzsäure titriert (Feinbürette).

1 ml 0,01 N Salzsäure ist 1,907 mg Natriumtetraborat äquivalent.

Sonstige Prüfungen

[*g*] Die Augentropfen müssen den unter „Augentropfen" (XIV, 7.0.) angegebenen Forderungen entsprechen.

Aufbewahrung

Vor Licht geschützt.
Höchstens 6 Monate.

Oculoguttae Neostigmini 1%

Neostigmin-Augentropfen 1%

Gehalt an Neostigminbromid [$C_{12}H_{19}BrN_2O_2$ (303,2)] 0,95 bis 1,05%.

Zusammensetzung:	Neostigminbromid	1,0 g
	Thiomersal	0,002 g
	Natriumchlorid	0,69 g
	Wasser	zu 100,0 g

Herstellung (XIV, 7.0.): Das Thiomersal, das Natriumchlorid und das Neostigminbromid werden in Wasser zu 100,0 g gelöst. Die Lösung wird filtriert und, wie unter „Bestimmungen über die Ausführung der Sterilisation" (XV, 1.0.) nach Verfahren a_1), c_3) oder d) angegeben, weiterbehandelt.

Wird die Herstellung unter Verwendung von Arzneiträgern vorgenommen, wird das Neostigminbromid in 22,0 g Arzneiträger A (Th) gelöst. Die Lösung wird mit Arzneiträger E (Th) zu 100,0 g ergänzt, filtriert und, wie unter „Bestimmungen über die Ausführung der Sterilisation" (XV, 1.0.) nach Verfahren a_1), c_3) oder d) angegeben, weiterbehandelt.

Beschreibung

Klare, farblose Flüssigkeit. Die Prüfung der Klarheit wird, wie unter „Augentropfen" (XIV, 7.0.) angegeben, durchgeführt.
Geruch nicht wahrnehmbar.

Identitätsprüfung

[*a*] *Reaktion:* Die Augentropfen zeigen einen pH-Wert (III, 7.0.) im Bereich von 5,0 bis 7,0.

[*b*] *Natrium-Ionen:* Die Augentropfen färben beim Erhitzen am Platindraht die nichtleuchtende Flamme kräftig gelb.

[*c*] *Bromid-Ionen:* 1,0 ml Augentropfen wird nach Zusatz von 1 Tropfen 3 N Schwefelsäure, 2,0 ml Chloroform und 2 Tropfen frisch bereiteter Tosylchloramid-Natrium-Lösung (5,0 g/100,0 ml) geschüttelt. Nach dem Entmischen zeigt die Chloroformschicht eine braune Färbung.

[*d*] *Chlorid-Ionen:* 2,0 ml Augentropfen geben nach Zusatz von 4 Tropfen 2 N Salpetersäure und 8 Tropfen Silbernitratlösung (5,0 g/100,0 ml) einen hellgelben Niederschlag. Die Mischung wird filtriert und das Filtrat mit 5 Tropfen Silbernitratlösung (5,0 g/100,0 ml) versetzt. Es entsteht ein weißer Niederschlag, der sich nach Zusatz von 2,0 ml 6 N Ammoniaklösung löst.

[e] *Neostigmin:* 2,5 ml Augentropfen werden mit 3,0 ml n-Propanol und 0,40 g Kaliumhydroxid versetzt. Die Mischung wird im Wasserbad erhitzt. Nach etwa 5 min entwickeln sich Dämpfe von Dimethylamin, die angefeuchtetes rotes Lackmuspapier blau färben. Nach 30 min wird die Mischung rasch abgekühlt. Sie zeigt nach Zusatz von 10 Tropfen 6 N Salzsäure, 5,0 ml Sulfanilsäure-RL und 1 Tropfen frisch bereiteter Natriumnitritlösung (1,00 g/100,0 ml) eine hellorange Färbung.

[f] *Thiomersal:* Die Prüfung wird, wie unter „Dünnschichtchromatografische Prüfung" (III, 12.0.) angegeben, durchgeführt.

Adsorptionsschicht: Kieselgel G

Aufzutragende Lösung: 5,00 ml Augentropfen werden mit 6,00 ml Diphenylthiokarbazon-RL 120 s geschüttelt. Die untere Schicht wird abgetrennt und in einem Luftstrom zur Trockne eingedampft. Der Rückstand wird in 0,200 ml Chloroform gelöst. 20,0 µl der Lösung werden als Startfleck b aufgetragen.

Aufzutragende Lösung der Testsubstanz: 0,0100 g Thiomersal wird in 500,0 ml Wasser gelöst. 5,00 ml der Lösung werden mit 6,00 ml Diphenylthiokarbazon-RL 120 s geschüttelt. Die untere Schicht wird abgetrennt und in einem Luftstrom zur Trockne eingedampft. Der Rückstand wird in 0,200 ml Chloroform gelöst. 10,0 µl der Lösung werden als Startfleck a und 30,0 µl der Lösung als Startfleck c aufgetragen.

Laufmittel: Petroläther—Azeton (90 + 10)

Trocknung: Die Dünnschichtplatte wird an der Luft aufbewahrt, bis das Laufmittel verdunstet ist.

Auswertung: Das Chromatogramm zeigt über dem Startpunkt b einen gelborangefarbenen Fleck, der hinsichtlich R_F-Wert mit den gelborangefarbenen Flecken über den Startpunkten a und c übereinstimmt.

Der gelborangefarbene Fleck über dem Startpunkt b darf nicht kleiner bzw. schwächer gefärbt sein als der gelborangefarbene Fleck über dem Startpunkt a und nicht größer bzw. stärker gefärbt sein als der gelborangefarbene Fleck über dem Startpunkt c.

Weitere Flecke können vorhanden sein.

Gehaltsbestimmung

[g] *Neostigminbromid:* 0,2000 g Augentropfen werden mit Wasser zu 10,00 ml aufgefüllt. 1,00 ml der Lösung wird nach Zusatz von 0,50 ml Dinatriumhydrogenphosphat-RL** und 1,00 ml Pikrinsäure-RL mit 10,00 ml Chloroform 60 s ausgeschüttelt. Der Chloroformauszug wird durch ein Filterpapier der Sorte w von 7 cm Durchmesser filtriert. Die ersten 2,0 ml Filtrat werden verworfen. Die Extinktion (III, 5.0.) des Filtrates wird bei 430 nm gegen die Blindprobe gemessen.

Vergleichsprobe: 0,1000 g Neostigminbromid wird in Wasser zu 50,00 ml gelöst. 10,00 ml der Lösung werden mit Wasser zu 100,00 ml aufgefüllt. 1,00 ml dieser

Lösung wird nach Zusatz von 0,50 ml Dinatriumhydrogenphosphat-RL**, wie vorstehend angegeben, weiterbehandelt.

Berechnung:

$$\% \text{ Neostigminbromid } = \frac{2 \cdot E_1 \cdot Ew_2}{E_2 \cdot Ew_1}$$

E_1 = Extinktion des Filtrates.
E_2 = Extinktion der Vergleichsprobe.
Ew_1 = Einwaage der Augentropfen in Gramm.
Ew_2 = Einwaage des Neostigminbromids in Gramm.

Sonstige Prüfungen

[*h*] Die Augentropfen müssen den unter „Augentropfen“ (XIV, 7.0.) angegebenen Forderungen entsprechen.

Aufbewahrung

Vorsichtig!
Vor Licht geschützt.
Höchstens 3 Monate.

Oculoguttae Neostigmini 2%

Neostigmin-Augentropfen 2%

Gehalt an Neostigminbromid [$C_{12}H_{19}BrN_2O_2$ (303,2)] 1,9 bis 2,1 %.

Zusammensetzung:	Neostigminbromid	2,0 g
	Thiomersal	0,002 g
	Natriumchlorid	0,48 g
	Wasser	zu 100,0 g

Herstellung (XIV, 7.0.): Das Thiomersal, das Natriumchlorid und das Neostigminbromid werden in Wasser zu 100,0 g gelöst. Die Lösung wird filtriert und, wie unter „Bestimmungen über die Ausführung der Sterilisation" (XV, 1.0.) nach Verfahren a_1), c_3) oder d) angegeben, weiterbehandelt.

Wird die Herstellung unter Verwendung von Arzneiträgern vorgenommen, wird das Neostigminbromid in 44,0 g Arzneiträger A (Th) gelöst. Die Lösung wird mit Arzneiträger E (Th) zu 100,0 g ergänzt, filtriert und, wie unter „Bestimmungen über die Ausführung der Sterilisation" (XV, 1.0.) nach Verfahren a_1), c_3) oder d) angegeben, weiterbehandelt.

Beschreibung

Klare, farblose Flüssigkeit. Die Prüfung der Klarheit wird, wie unter „Augentropfen" (XIV, 7.0.) angegeben, durchgeführt.
Geruch nicht wahrnehmbar.

Identitätsprüfung

[*a*] *Reaktion:* Die Augentropfen zeigen einen pH-Wert (III, 7.0.) im Bereich von 5,0 bis 7,0.

[*b*] *Natrium-Ionen:* Die Augentropfen färben beim Erhitzen am Platindraht die nichtleuchtende Flamme kräftig gelb.

[*c*] *Bromid-Ionen:* 1,0 ml Augentropfen wird nach Zusatz von 1 Tropfen 3 N Schwefelsäure, 2,0 ml Chloroform und 2 Tropfen frisch bereiteter Tosylchloramid-Natrium-Lösung (5,0 g/100,0 ml) geschüttelt. Nach dem Entmischen zeigt die Chloroformschicht eine braune Färbung.

[*d*] *Chlorid-Ionen:* 1,00 ml Augentropfen gibt nach Zusatz von 1,0 ml Wasser, 4 Tropfen 2 N Salpetersäure und 8 Tropfen Silbernitratlösung (5,0 g/100,0 ml) einen hellgelben Niederschlag. Die Mischung wird filtriert und das Filtrat erneut mit 5 Tropfen Silbernitratlösung (5,0 g/100,0 ml) versetzt. Es entsteht ein weißer Niederschlag, der sich nach Zusatz von 2,0 ml 6 N Ammoniaklösung löst.

[e] *Neostigmin:* 2,5 ml Augentropfen werden mit 3,0 ml n-Propanol und 0,40 g Kaliumhydroxid versetzt. Die Mischung wird im Wasserbad erhitzt. Nach etwa 5 min entwickeln sich Dämpfe von Dimethylamin, die angefeuchtetes rotes Lackmuspapier blau färben. Nach 30 min wird die Mischung rasch abgekühlt. Sie zeigt nach Zusatz von 10 Tropfen 6 N Salzsäure, 5,0 ml Sulfanilsäure-RL und 1 Tropfen frisch bereiteter Natriumnitritlösung (1,00 g/100,0 ml) eine hellorange Färbung.

[f] *Thiomersal:* Die Prüfung wird, wie unter „Dünnschichtchromatografische Prüfung" (III, 12.0.) angegeben, durchgeführt.

Adsorptionsschicht: Kieselgel G

Aufzutragende Lösung: 5,00 ml Augentropfen werden mit 6,00 ml Diphenylthiokarbazon-RL 120 s geschüttelt. Die untere Schicht wird abgetrennt und in einem Luftstrom zur Trockne eingedampft. Der Rückstand wird in 0,200 ml Chloroform gelöst. 20,0 µl der Lösung werden als Startfleck b aufgetragen.

Aufzutragende Lösung der Testsubstanz: 0,0100 g Thiomersal wird in 500,0 ml Wasser gelöst. 5,00 ml der Lösung werden mit 6,00 ml Diphenylthiokarbazon-RL 120 s geschüttelt. Die untere Schicht wird abgetrennt und in einem Luftstrom zur Trockne eingedampft. Der Rückstand wird in 0,200 ml Chloroform gelöst. 10,0 µl der Lösung werden als Startfleck a und 30,0 µl der Lösung als Startfleck c aufgetragen.

Laufmittel: Petroläther—Azeton (90 + 10)

Trocknung: Die Dünnschichtplatte wird an der Luft aufbewahrt, bis das Laufmittel verdunstet ist.

Auswertung: Das Chromatogramm zeigt über dem Startpunkt b einen gelborangefarbenen Fleck, der hinsichtlich R_F-Wert mit den gelborangefarbenen Flecken über den Startpunkten a und c übereinstimmt.

Der gelborangefarbene Fleck über dem Startpunkt b darf nicht kleiner bzw. schwächer gefärbt sein als der gelborangefarbene Fleck über dem Startpunkt a und nicht größer bzw. stärker gefärbt sein als der gelborangefarbene Fleck über dem Startpunkt c.

Weitere Flecke können vorhanden sein.

Gehaltsbestimmung

[g] *Neostigminbromid:* 0,1000 g Augentropfen wird mit Wasser zu 10,00 ml aufgefüllt. 1,00 ml der Lösung wird nach Zusatz von 0,50 mlDinatriumhydrogenphosphat-RL** und 1,00 ml Pikrinsäure-RL mit 10,00 ml Chloroform 60 s ausgeschüttelt. Der Chloroformauszug wird durch ein Filterpapier der Sorte w von 7 cm Durchmesser filtriert. Die ersten 2,0 ml Filtrat werden verworfen. Die Extinktion (III, 5.0.) des Filtrates wird bei 430 nm gegen die Blindprobe gemessen.

Vergleichsprobe: 0,1000 g Neostigminbromid wird in Wasser zu 50,00 ml gelöst. 10,00 ml der Lösung werden mit Wasser zu 100,00 ml aufgefüllt. 1,00 ml dieser Lösung wird nach Zusatz von 0,50 ml Dinatriumhydrogenphosphat-RL**, wie vorstehend angegeben, weiterbehandelt.

Berechnung:

$$\% \text{ Neostigminbromid} = \frac{2 \cdot E_1 \cdot Ew_2}{E_2 \cdot Ew_1}$$

E_1 = Extinktion des Filtrates.
E_2 = Extinktion der Vergleichsprobe.
Ew_1 = Einwaage der Augentropfen in Gramm.
Ew_2 = Einwaage des Neostigminbromids in Gramm.

Sonstige Prüfungen

[*h*] Die Augentropfen müssen den unter „Augentropfen" (XIV, 7.0.) angegebenen Forderungen entsprechen.

Aufbewahrung

Vorsichtig!
Vor Licht geschützt.
Höchstens 3 Monate.

Oculoguttae Paraoxoni

Paraoxon-Augentropfen

Gehalt an Paraoxon [$C_{10}H_{14}NO_6P$ (275,2)] 0,015 bis 0,017 %.

Zusammensetzung:	Paraoxon-Verreibung	1,0 g
	Thiomersal	0,002 g
	Wasser	zu 100,0 g

Herstellung (XIV, 7.0.): Das Thiomersal und die Paraoxon-Verreibung werden in Wasser zu 100,0 g gelöst. Die Lösung wird , wie unter „Bestimmungen über die Ausführung der Sterilisation" (XV, 1.0.) nach Verfahren d) angegeben, weiterbehandelt.

Wird die Herstellung unter Verwendung von Arzneiträgern vorgenommen, wird die Paraoxon-Verreibung in Arzneiträger A (Th) zu 100,0 g gelöst. Die Lösung wird, wie unter „Bestimmungen über die Ausführung der Sterilisation" (XV, 1.0.) nach Verfahren d) angegeben, weiterbehandelt.

Beschreibung

Klare, farblose Flüssigkeit. Die Prüfung der Klarheit wird, wie unter „Augentropfen" (XIV, 7.0.) angegeben, durchgeführt.
Geruch nicht wahrnehmbar.

Identitätsprüfung

[*a*] *Reaktion:* Die Augentropfen zeigen einen pH-Wert (III, 7.0.) im Bereich von 4,0 bis 6,0.

[*b*] *Natrium-Ionen:* Die Augentropfen färben beim Erhitzen am Platindraht die nichtleuchtende Flamme kräftig gelb.

[*c*] *Chlorid-Ionen, Paraoxon:* 1,0 ml Augentropfen gibt nach Zusatz von 10 Tropfen 5 N Salpetersäure und 1,0 ml 0,1 N Silbernitratlösung einen weißen Niederschlag, der sich nach Zusatz von 2,0 ml 6 N Ammoniaklösung löst. Die Lösung zeigt eine gelbe Färbung.

[*d*] *Thiomersal:* Die Prüfung wird, wie unter „Dünnschichtchromatografische Prüfung" (III, 12.0.) angegeben, durchgeführt.

Adsorptionsschicht: Kieselgel G

Aufzutragende Lösung: 5,00 ml Augentropfen werden mit 6,00 ml Diphenylthiokarbazon-RL 120 s geschüttelt. Die untere Schicht wird abgetrennt und in einem Luftstrom zur Trockne eingedampft. Der Rückstand wird in 0,200 ml Chloroform gelöst. 20,0 µl der Lösung werden als Startfleck b aufgetragen.

Aufzutragende Lösung der Testsubstanz: 0,0100 g Thiomersal wird in 500,0 ml Wasser gelöst. 5,00 ml der Lösung werden mit 6,00 ml Diphenylthiokarbazon-RL 120 s geschüttelt. Die untere Schicht wird abgetrennt und in einem Luftstrom zur Trockne eingedampft. Der Rückstand wird in 0,200 ml Chloroform gelöst. 10,0 µl der Lösung werden als Startfleck a und 30,0 µl der Lösung als Startfleck c aufgetragen.

Laufmittel: Petroläther—Azeton (90 + 10)

Trocknung: Die Dünnschichtplatte wird an der Luft aufbewahrt, bis das Laufmittel verdunstet ist.

Auswertung: Das Chromatogramm zeigt über dem Startpunkt b einen gelborangefarbenen Fleck, der hinsichtlich R_F-Wert mit den gelborangefarbenen Flecken über den Startpunkten a und c übereinstimmt.

Der gelborangefarbene Fleck über dem Startpunkt b darf nicht kleiner bzw. schwächer gefärbt sein als der gelborangefarbene Fleck über dem Startpunkt a und nicht größer bzw. stärker gefärbt sein als der gelborangefarbene Fleck über dem Startpunkt c.

Weitere Flecke können vorhanden sein.

Gehaltsbestimmung

[e] *Paraoxon:* 5,000 g Augentropfen werden mit Wasser zu 50,00 ml aufgefüllt.

5,00 ml der Lösung sind für die Blindprobe aufzubewahren.

25,00 ml der Lösung werden in einem 100-ml-Rundkolben nach Zusatz von 5,0 ml 3 N Natronlauge unter Rückflußkühlung 5 min im Sieden gehalten. Nach dem Erkalten wird die Lösung in einen 50-ml-Meßkolben übergeführt und unter Waschen des Rundkolbens mit Wasser zu 50,00 ml aufgefüllt. Die Extinktion (III, 5.0.) dieser Lösung wird bei 400 nm ± 5 nm im Maximum gegen die nachstehend beschriebene Blindprobe gemessen.

Blindprobe: 5,00 ml der vorstehend angegebenen Lösung werden mit 5,00 ml Borat-Puffer Nr. 2 versetzt.

Berechnung:

$$\% \text{ Paraoxon} = \frac{0{,}1613 \cdot E}{Ew}$$

E = Extinktion der Lösung.

Ew = Einwaage der Augentropfen in Gramm.

Sonstige Prüfungen

[f] Die Augentropfen müssen den unter „Augentropfen" (XIV, 7.0.) angegebenen Forderungen entsprechen.

Aufbewahrung

Vorsichtig!
Vor Licht geschützt.
Höchstens 2 Monate.

Oculoguttae Physostigmini

Physostigmin-Augentropfen

Gehalt an Physostigminsalizylat [$(C_{15}H_{21}N_3O_2)C_7H_6O_3$ (413,5)] 0,47 bis 0,53%.

Zusammensetzung:	Physostigminsalizylat	0,5 g
	Thiomersal	0,002 g
	Natriumchlorid	0,82 g
	Wasser	zu 100,0 g

Herstellung (XIV, 7.0.): Das Thiomersal, das Natriumchlorid und das Physostigminsalizylat werden in Wasser zu 100,0 g gelöst. Die Lösung wird, wie unter „Bestimmungen über die Ausführung der Sterilisation" (XV, 1.0.) nach Verfahren d) angegeben, weiterbehandelt.

Wird die Herstellung unter Verwendung von Arzneiträgern vorgenommen, wird das Physostigminsalizylat in der Mischung aus 8,5 g Arzneiträger A (Th) und 91,0 g Arzneiträger E (Th) gelöst. Die Lösung wird, wie unter „Bestimmungen über die Ausführung der Sterilisation" (XV, 1.0.) nach Verfahren d) angegeben, weiterbehandelt.

Beschreibung

Klare, höchstens schwach rosafarbene Flüssigkeit. Die Prüfung der Klarheit wird, wie unter „Augentropfen" (XIV, 7.0.) angegeben, durchgeführt.
Geruch nicht wahrnehmbar.

Identitätsprüfung

[*a*] *Reaktion:* Die Augentropfen zeigen einen pH-Wert (III, 7.0.) im Bereich von 5,0 bis 7,0.

[*b*] *Natrium-Ionen:* Die Augentropfen färben beim Erhitzen am Platindraht die nichtleuchtende Flamme kräftig gelb.

[*c*] *Chlorid-Ionen:* 1,0 ml Augentropfen gibt nach Zusatz von 2,0 ml Wasser, 10 Tropfen 5 N Salpetersäure und 1,0 ml 0,1 N Silbernitratlösung einen weißen Niederschlag, der sich nach Zusatz von 2,0 ml 6 N Ammoniaklösung löst.

[*d*] *Salizylat-Ionen:* 1,0 ml Augentropfen zeigt nach Zusatz von 5,0 ml Wasser und 1 Tropfen Eisen(III)-chloridlösung (5,0 g/100,0 ml) eine kräftig violette Färbung.

[*e*] *Physostigmin:* 3,0 ml Augentropfen werden in einer Porzellanschale mit 1,0 ml 6 N Ammoniaklösung versetzt. Die Mischung wird auf dem Wasserbad zur Trockne eingedampft.

Der Rückstand zeigt eine blaue oder graublaue Färbung. Der Rückstand wird in der Mischung aus 3,0 ml 5 N Essigsäure und 2,0 ml Wasser gelöst. Die Lösung zeigt eine violette Färbung und eine kräftig rote Fluoreszenz.

[f] *Thiomersal:* Die Prüfung wird, wie unter „Dünnschichtchromatografische Prüfung" (III, 12.0.) angegeben, durchgeführt.

Adsorptionsschicht: Kieselgel G

Aufzutragende Lösung: 5,00 ml Augentropfen werden nach Zusatz von 3 Tropfen 6 N Ammoniaklösung mit 10,0 ml Äther ausgeschüttelt. Die wäßrige Schicht wird mit 6,00 ml Diphenylthiokarbazon-RL 120 s geschüttelt. Die untere Schicht wird abgetrennt und in einem Luftstrom zur Trockne eingedampft. Der Rückstand wird in 0,200 ml Chloroform gelöst. 20,0 µl der Lösung werden als Startfleck b aufgetragen.

Aufzutragende Lösung der Testsubstanz: 0,0100 g Thiomersal wird in 500,0 ml Wasser gelöst. 5,00 ml der Lösung werden mit 6,00 ml Diphenylthiokarbazon-RL 120 s geschüttelt. Die untere Schicht wird abgetrennt und in einem Luftstrom zur Trockne eingedampft. Der Rückstand wird in 0,200 ml Chloroform gelöst. 10,0 µl der Lösung werden als Startfleck a und 30,0 µl der Lösung als Startfleck c aufgetragen.

Laufmittel: Petroläther—Azeton (90 + 10)

Trocknung: Die Dünnschichtplatte wird an der Luft aufbewahrt, bis das Laufmittel verdunstet ist.

Auswertung: Das Chromatogramm zeigt über dem Startpunkt b einen gelborangefarbenen Fleck, der hinsichtlich R_F-Wert mit den gelborangefarbenen Flecken über den Startpunkten a und c übereinstimmt.

Der gelborangefarbene Fleck über dem Startpunkt b darf nicht kleiner bzw. schwächer gefärbt sein als der gelborangefarbene Fleck über dem Startpunkt a und nicht größer bzw. stärker gefärbt sein als der gelborangefarbene Fleck über dem Startpunkt c.

Weitere Flecke können vorhanden sein.

Gehaltsbestimmung

[g] *Physostigminsalizylat:* 0,4000 g Augentropfen werden mit Wasser zu 10,00 ml aufgefüllt. 1,00 ml der Lösung wird nach Zusatz von 0,50 ml Natriumdihydrogenphosphat-Puffer Nr. 1 und 1,00 ml Pikrinsäure-RL mit 10,00 ml Chloroform 30 s ausgeschüttelt. Der Chloroformauszug wird durch ein Filterpapier der Sorte w von 7 cm Durchmesser filtriert. Die ersten 2,0 ml Filtrat werden verworfen. Die Extinktion (III, 5.0.) des Filtrates wird bei 430 nm gegen die Blindprobe gemessen.

Vergleichsprobe: 0,1000 g Physostigminsalizylat wird in Wasser zu 50,00 ml gelöst. 10,00 ml der Lösung werden mit Wasser zu 100,00 ml aufgefüllt. 1,00 ml dieser Lösung wird nach Zusatz von 0,50 ml Natriumdihydrogenphosphat-Puffer Nr. 1, wie vorstehend angegeben, weiterbehandelt.

Berechnung:

$$\% \text{ Physostigminsalizylat} = \frac{2 \cdot E_1 \cdot Ew_2}{E_2 \cdot Ew_1}$$

E_1 = Extinktion des Filtrates.
E_2 = Extinktion der Vergleichsprobe.
Ew_1 = Einwaage der Augentropfen in Gramm.
Ew_2 = Einwaage des Physostigminsalizylates in Gramm.

Sonstige Prüfungen

[*h*] Die Augentropfen müssen den unter „Augentropfen" (XIV, 7.0.) angegebenen Forderungen entsprechen.

Aufbewahrung

Vorsichtig!
Vor Licht geschützt.
Kühl.
Höchstens einen Monat.

3065
2. AB – DDR/891/75

Oculoguttae Pilocarpini 1%

Pilokarpin-Augentropfen 1%

Gehalt an Pilokarpinhydrochlorid [$(C_{11}H_{16}N_2O_2)HCl$ (244,7)] 0,95 bis 1,05%.

Zusammensetzung:	Pilokarpinhydrochlorid		1,0 g
	Thiomersal		0,002 g
	Natriumchlorid		0,67 g
	Hydroxyäthylzellulose		2,0 g
	Wasser	zu	100,0 g

Herstellung (XIV, 7.0.): Die Hydroxyäthylzellulose, das Thiomersal, das Natriumchlorid und das Pilokarpinhydrochlorid werden in 10,0 ml Wasser unter Rühren gelöst. Die Lösung wird mit Wasser zu 100,0 g ergänzt, filtriert und, wie unter „Bestimmungen über die Ausführung der Sterilisation" (XV, 1.0.) nach Verfahren a_1) oder c_3) angegeben, weiterbehandelt.

Wird die Herstellung unter Verwendung von Arzneiträgern vorgenommen, wird das Pilokarpinhydrochlorid in 75,0 g Arzneiträger Ev (Th) gelöst. Die Lösung wird mit Arzneiträger Av (Th) zu 100,0 g ergänzt, filtriert und, wie unter „Bestimmungen über die Ausführung der Sterilisation" (XV, 1.0.) nach Verfahren a_1) oder c_3) angegeben, weiterbehandelt.

Beschreibung

Klare, farblose Flüssigkeit. Die Prüfung der Klarheit wird, wie unter „Augentropfen" (XIV, 7.0.) angegeben, durchgeführt.
Geruch nicht wahrnehmbar.

Identitätsprüfung

[*a*] *Reaktion:* Die Augentropfen zeigen einen pH-Wert (III, 7.0.) im Bereich von 3,5 bis 5,0.

[*b*] *Natrium-Ionen:* Die Augentropfen färben beim Erhitzen am Platindraht die nichtleuchtende Flamme kräftig gelb.

[*c*] *Chlorid-Ionen:* 1,0 ml Augentropfen gibt nach Zusatz von 1,0 ml Wasser, 5 Tropfen 5 N Salpetersäure und 1,0 ml 0,1 N Silbernitratlösung einen weißen Niederschlag, der sich nach Zusatz von 2,0 ml 6 N Ammoniaklösung löst.

[*d*] *Pilokarpin:* 2,00 ml Augentropfen werden nach Zusatz von 3,0 ml Wasser, 1 Tropfen 3 N Schwefelsäure, 1,0 ml verdünnter Wasserstoffperoxidlösung, 1,0 ml Benzol und 6 Tropfen Kaliumdichromatlösung (0,50 g/100,0 ml) geschüttelt. Nach dem Entmischen zeigt die Benzolschicht eine blaue Färbung.

[e] *Hydroxyäthylzellulose:* 2,50 ml Augentropfen geben nach Zusatz von 2,5 ml Wasser, 5 Tropfen 2 N Essigsäure und 1,00 ml frisch bereiteter Gerbsäurelösung (5,0 g/100,0 ml) einen weißen oder gelblichen, flockigen Niederschlag.

[f] *Thiomersal:* Die Prüfung wird, wie unter „Dünnschichtchromatografische Prüfung" (III, 12.0.) angegeben, durchgeführt.

Adsorptionsschicht: Kieselgel G

Aufzutragende Lösung: 5,00 ml Augentropfen werden mit 6,00 ml Diphenylthiokarbazon-RL 120 s geschüttelt. Die untere Schicht wird abgetrennt und in einem Luftstrom zur Trockne eingedampft. Der Rückstand wird in 0,200 ml Chloroform gelöst. 20,0 µl der Lösung werden als Startfleck b aufgetragen.

Aufzutragende Lösung der Testsubstanz: 0,0100 g Thiomersal wird in 500,0 ml Wasser gelöst. 5,00 ml der Lösung werden mit 6,00 ml Diphenylthiokarbazon-RL 120 s geschüttelt. Die untere Schicht wird abgetrennt und in einem Luftstrom zur Trockne eingedampft. Der Rückstand wird in 0,200 ml Chloroform gelöst. 10,0 µl der Lösung werden als Startfleck a und 30,0 µl der Lösung als Startfleck c aufgetragen.

Laufmittel: Petroläther—Azeton (90 + 10)

Trocknung: Die Dünnschichtplatte wird an der Luft aufbewahrt, bis das Laufmittel verdunstet ist.

Auswertung: Das Chromatogramm zeigt über dem Startpunkt b einen gelborangefarbenen Fleck, der hinsichtlich R_F-Wert mit den gelborangefarbenen Flecken über den Startpunkten a und c übereinstimmt.

Der gelborangefarbene Fleck über dem Startpunkt b darf nicht kleiner bzw. schwächer gefärbt sein als der gelborangefarbene Fleck über dem Startpunkt a und nicht größer bzw. stärker gefärbt sein als der gelborangefarbene Fleck über dem Startpunkt c.

Weitere Flecke können vorhanden sein.

Gehaltsbestimmung

[g] *Pilokarpinhydrochlorid:* 1,5000 g Augentropfen werden mit Wasser zu 25,00 ml aufgefüllt. 5,00 ml der Lösung werden in einem Scheidetrichter mit 10,0 ml Chloroform, 1,00 ml 2 N Essigsäure, 1,00 ml Kaliumdichromatlösung (5,0 g/100,0 ml) und 1,00 ml verdünnter Wasserstoffperoxidlösung versetzt. Die Mischung wird 60 s kräftig geschüttelt. Nach dem Entmischen wird die Chloroformschicht abgetrennt und durch Watte in einen 25-ml-Meßkolben filtriert. Die wäßrige Schicht wird erneut mit 10,0 ml Chloroform ausgeschüttelt. Der Chloroformauszug wird durch dieselbe Watte filtriert und das Filtrat unter Waschen der Watte mit Chloroform zu 25,00 ml aufgefüllt. 10 min nach der ersten Ausschüttelung wird die Extinktion (III, 5.0.) der Lösung bei 560 nm ± 5 nm im Maximum gegen Wasser gemessen.

Vergleichsprobe: 0,0600 g Pilokarpinhydrochlorid werden in Wasser zu 100,00 ml gelöst. 5,00 ml der Lösung werden in einen Scheidetrichter gegeben und, wie vorstehend angegeben, weiterbehandelt.

Berechnung:

$$\% \text{ Pilokarpinhydrochlorid} = \frac{25 \cdot E_1 \cdot Ew_2}{E_2 \cdot Ew_1}$$

E_1 = Extinktion der Lösung.
E_2 = Extinktion der Vergleichsprobe.
Ew_1 = Einwaage der Augentropfen in Gramm.
Ew_2 = Einwaage des Pilokarpinhydrochlorids in Gramm.

Sonstige Prüfungen

[*h*] Die Augentropfen müssen den unter „Augentropfen“ (XIV, 7.0.) angegebenen Forderungen entsprechen.

Aufbewahrung

Vorsichtig!
Vor Licht geschützt.
Höchstens 6 Monate.

Oculoguttae Pilocarpini 2%

Pilokarpin-Augentropfen 2%

Gehalt an Pilokarpinhydrochlorid [($C_{11}H_{16}N_2O_2$)HCl (244,7)] 1,9 bis 2,1%.

Zusammensetzung:		
	Pilokarpinhydrochlorid	2,0 g
	Thiomersal	0,002 g
	Natriumchlorid	0,45 g
	Hydroxyäthylzellulose	2,0 g
	Wasser	zu 100,0 g

Herstellung (XIV, 7.0.): Die Hydroxyäthylzellulose, das Thiomersal, das Natriumchlorid und das Pilokarpinhydrochlorid werden in 10,0 ml Wasser unter Rühren gelöst. Die Lösung wird mit Wasser zu 100,0 g ergänzt, filtriert und, wie unter „Bestimmungen über die Ausführung der Sterilisation" (XV, 1.0.) nach Verfahren a_1) oder c_3) angegeben, weiterbehandelt.

Wird die Herstellung unter Verwendung von Arzneiträgern vorgenommen, wird das Pilokarpinhydrochlorid in 50,0 g Arzneiträger Ev (Th) gelöst. Die Lösung wird mit Arzneiträger Av (Th) zu 100,0 g ergänzt, filtriert und, wie unter „Bestimmungen über die Ausführung der Sterilisation" (XV, 1.0.) nach Verfahren a_1) oder c_3) angegeben, weiterbehandelt.

Beschreibung

Klare, farblose Flüssigkeit. Die Prüfung der Klarheit wird, wie unter „Augentropfen" (XIV, 7.0.) angegeben, durchgeführt.
Geruch nicht wahrnehmbar.

Identitätsprüfung

[*a*] *Reaktion:* Die Augentropfen zeigen einen pH-Wert (III, 7.0.) im Bereich von 3,5 bis 5,0.

[*b*] *Natrium-Ionen:* Die Augentropfen färben beim Erhitzen am Platindraht die nichtleuchtende Flamme kräftig gelb.

[*c*] *Chlorid-Ionen:* 1,0 ml Augentropfen gibt nach Zusatz von 1,0 ml Wasser, 10 Tropfen 5 N Salpetersäure und 1,0 ml 0,1 N Silbernitratlösung einen weißen Niederschlag, der sich nach Zusatz von 2,0 ml 6 N Ammoniaklösung löst.

[*d*] *Pilokarpin:* 1,00 ml Augentropfen wird nach Zusatz von 4,0 ml Wasser, 1 Tropfen 3 N Schwefelsäure, 1,0 ml verdünnter Wasserstoffperoxidlösung, 1,0 ml Benzol und 6 Tropfen Kaliumdichromatlösung (0,50 g/100,0 ml) geschüttelt. Nach dem Entmischen zeigt die Benzolschicht eine blaue Färbung.

[e] *Hydroxyäthylzellulose:* 2,50 ml Augentropfen geben nach Zusatz von 2,5 ml Wasser, 5 Tropfen 2 N Essigsäure und 1,00 ml frisch bereiteter Gerbsäurelösung (5,0 g/100,0 ml) einen weißen oder gelblichen, flockigen Niederschlag.

[f] *Thiomersal:* Die Prüfung wird, wie unter „Dünnschichtchromatografische Prüfung" (III, 12.0.) angegeben, durchgeführt.

Adsorptionsschicht: Kieselgel G

Aufzutragende Lösung: 5,00 ml Augentropfen werden mit 6,00 ml Diphenylthiokarbazon-RL 120 s geschüttelt. Die untere Schicht wird abgetrennt und in einem Luftstrom zur Trockne eingedampft. Der Rückstand wird in 0,200 ml Chloroform gelöst. 20,0 µl der Lösung werden als Startfleck b aufgetragen.

Aufzutragende Lösung der Testsubstanz: 0,0100 g Thiomersal wird in 500,0 ml Wasser gelöst. 5,00 ml der Lösung werden mit 6,00 ml Diphenylthiokarbazon-RL 120 s geschüttelt. Die untere Schicht wird abgetrennt und in einem Luftstrom zur Trockne eingedampft. Der Rückstand wird in 0,200 ml Chloroform gelöst. 10,0 µl der Lösung werden als Startfleck a und 30,0 µl der Lösung als Startfleck c aufgetragen.

Laufmittel: Petroläther—Azeton (90 + 10)

Trocknung: Die Dünnschichtplatte wird an der Luft aufbewahrt, bis das Laufmittel verdunstet ist.

Auswertung: Das Chromatogramm zeigt über dem Startpunkt b einen gelborangefarbenen Fleck, der hinsichtlich R_F-Wert mit den gelborangefarbenen Flecken über den Startpunkten a und c übereinstimmt.

Der gelborangefarbene Fleck über dem Startpunkt b darf nicht kleiner bzw. schwächer gefärbt sein als der gelborangefarbene Fleck über dem Startpunkt a und nicht größer bzw. stärker gefärbt sein als der gelborangefarbene Fleck über dem Startpunkt c.

Weitere Flecke können vorhanden sein.

Gehaltsbestimmung

[g] *Pilokarpinhydrochlorid:* 0,7500 g Augentropfen werden mit Wasser zu 25,00 ml aufgefüllt. 5,00 ml der Lösung werden in einem Scheidetrichter mit 10,0 ml Chloroform, 1,00 ml 2 N Essigsäure, 1,00 ml Kaliumdichromatlösung (5,0 g/100,0 ml) und 1,00 ml verdünnter Wasserstoffperoxidlösung versetzt. Die Mischung wird 60 s kräftig geschüttelt. Nach dem Entmischen wird die Chloroformschicht abgetrennt und durch Watte in einen 25-ml-Meßkolben filtriert. Die wäßrige Schicht wird erneut mit 10,0 ml Chloroform ausgeschüttelt. Der Chloroformauszug wird durch dieselbe Watte filtriert und das Filtrat unter Waschen der Watte mit Chloroform zu 25,00 ml aufgefüllt. 10 min nach der ersten Ausschüttelung wird die Extinktion (III, 5.0.) der Lösung bei 560 nm ± 5 nm im Maximum gegen Wasser gemessen.

Vergleichsprobe: 0,0600 g Pilokarpinhydrochlorid werden in Wasser zu 100,00 ml gelöst. 5,00 ml der Lösung werden in einen Scheidetrichter gegeben und, wie vorstehend angegeben, weiterbehandelt.

Berechnung:

$$\% \text{ Pilokarpinhydrochlorid} = \frac{25 \cdot E_1 \cdot Ew_2}{E_2 \cdot Ew_1}$$

E_1 = Extinktion der Lösung.
E_2 = Extinktion der Vergleichsprobe.
Ew_1 = Einwaage der Augentropfen in Gramm.
Ew_2 = Einwaage des Pilokarpinhydrochlorids in Gramm.

Sonstige Prüfungen

[*h*] Die Augentropfen müssen den unter „Augentropfen" (XIV, 7.0.) angegebenen Forderungen entsprechen.

Aufbewahrung

Vorsichtig!
Vor Licht geschützt.
Höchstens 6 Monate.

Oculoguttae Pilocarpini compositae

Zusammengesetzte Pilokarpin-Augentropfen

Gehalt an Pilokarpinhydrochlorid [$(C_{11}H_{16}N_2O_2)HCl$ (244,7)] 1,9 bis 2,1%.
Gehalt an Neostigminbromid [$C_{12}H_{19}BrN_2O_2$ (303,2)] 0,95 bis 1,05%.

Zusammensetzung:		
	Neostigminbromid	1,0 g
	Pilokarpinhydrochlorid	2,0 g
	Thiomersal	0,002 g
	Natriumchlorid	0,24 g
	Wasser	zu 100,0 g

Herstellung (XIV, 7.0.): Das Thiomersal, das Natriumchlorid, das Neostigminbromid und das Pilokarpinhydrochlorid werden in Wasser zu 100,0 g gelöst. Die Lösung wird filtriert und, wie unter „Bestimmungen über die Ausführung der Sterilisation" (XV, 1.0.) nach Verfahren a_1), c_3) oder d) angegeben, weiterbehandelt.

Wird die Herstellung unter Verwendung von Arzneiträgern vorgenommen, werden das Neostigminbromid und das Pilokarpinhydrochlorid in 70 g Arzneiträger A (Th) gelöst. Die Lösung wird mit Arzneiträger E (Th) zu 100,0 g ergänzt, filtriert und, wie unter „Bestimmungen über die Ausführung der Sterilisation" (XV, 1.0.) nach Verfahren a_1), c_3) oder d) angegeben, weiterbehandelt.

Beschreibung

Klare, farblose Flüssigkeit. Die Prüfung der Klarheit wird, wie unter „Augentropfen" (XIV, 7.0.) angegeben, durchgeführt.
Geruch nicht wahrnehmbar.

Identitätsprüfung

[*a*] *Reaktion:* Die Augentropfen zeigen einen pH-Wert (III, 7.0.) im Bereich von 4,0 bis 5,0.

[*b*] *Natrium-Ionen:* Die Augentropfen färben beim Erhitzen am Platindraht die nichtleuchtende Flamme kräftig gelb.

[*c*] *Bromid-Ionen:* 1,0 ml Augentropfen wird nach Zusatz von 1 Tropfen 3 N Schwefelsäure, 2,0 ml Chloroform und 2 Tropfen frisch bereiteter Tosylchloramid-Natrium-Lösung (5,0 g/100,0 ml) geschüttelt. Nach dem Entmischen zeigt die Chloroformschicht eine braune Färbung.

[*d*] *Chlorid-Ionen:* 2,0 ml Augentropfen geben nach Zusatz von 4 Tropfen 2 N Salpetersäure und 8 Tropfen Silbernitratlösung (5,0 g/100,0 ml) einen hellgelben Niederschlag.

Die Mischung wird filtriert und das Filtrat erneut mit 5 Tropfen Silbernitratlösung (5,0 g/100,0 ml) versetzt. Es entsteht ein weißer Niederschlag, der sich nach Zusatz von 2,0 ml 6 N Ammoniaklösung löst.

[e] *Neostigmin, Pilokarpin:* Die Prüfung wird, wie unter „Dünnschichtchromatografische Prüfung“ (III, 12.0.) angegeben, durchgeführt.

Adsorptionsschicht: Kieselgel G

Aufzutragende Lösung: 5,0 µl Augentropfen werden als Startfleck a aufgetragen.

Aufzutragende Lösung der Testsubstanzen: 0,050 g Neostigminbromid und 0,100 g Pilokarpinhydrochlorid werden in 5,00 ml Wasser gelöst. 5,0 µl der Lösung werden als Startfleck b aufgetragen.

Laufmittel: Chloroform—Methanol—konzentrierte Ammoniaklösung (90 + 10 + 1)

Trocknung: Die Dünnschichtplatte wird an der Luft aufbewahrt, bis das Laufmittel verdunstet ist.

Detektion: Reagenz: Kaliumtetrajodowismutat(III)-RL*

Auswertung: Die beiden orangeroten Flecke über dem Startpunkt a stimmen hinsichtlich R_F-Wert und Intensität mit den beiden orangeroten Flecken über dem Startpunkt b überein.

[f] *Thiomersal:* Die Prüfung wird, wie unter „Dünnschichtchromatografische Prüfung“ (III, 12.0.) angegeben, durchgeführt.

Adsorptionsschicht: Kieselgel G

Aufzutragende Lösung: 5,00 ml Augentropfen werden mit 6,00 ml Diphenylthiokarbazon-RL 120 s geschüttelt. Die untere Schicht wird abgetrennt und in einem Luftstrom zur Trockne eingedampft. Der Rückstand wird in 0,200 ml Chloroform gelöst. 20,0 µl der Lösung werden als Startfleck b aufgetragen.

Aufzutragende Lösung der Testsubstanz: 0,0100 g Thiomersal wird in 500,0 ml Wasser gelöst. 5,00 ml der Lösung werden mit 6,00 ml Diphenylthiokarbazon-RL 120 s geschüttelt. Die untere Schicht wird abgetrennt und in einem Luftstrom zur Trockne eingedampft. Der Rückstand wird in 0,200 ml Chloroform gelöst. 10,0 µl der Lösung werden als Startfleck a und 30,0 µl der Lösung als Startfleck c aufgetragen.

Laufmittel: Petroläther—Azeton (90 + 10)

Trocknung: Die Dünnschichtplatte wird an der Luft aufbewahrt, bis das Laufmittel verdunstet ist.

Auswertung: Das Chromatogramm zeigt über dem Startpunkt b einen gelborangefarbenen Fleck, der hinsichtlich R_F-Wert mit den gelborangefarbenen Flecken über den Startpunkten a und c übereinstimmt.

Der gelborangefarbene Fleck über dem Startpunkt b darf nicht kleiner bzw. schwächer gefärbt sein als der gelborangefarbene Fleck über dem Startpunkt a und nicht größer bzw. stärker gefärbt sein als der gelborangefarbene Fleck über dem Startpunkt c.

Weitere Flecke können vorhanden sein.

Gehaltsbestimmung

[g] *Neostigminbromid:* 0,2000 g Augentropfen werden mit Wasser zu 10,00 ml aufgefüllt. 1,00 ml der Lösung wird nach Zusatz von 0,50 ml Dinatriumhydrogenphosphat-RL** und 1,00 ml Pikrinsäure-RL mit 10,00 ml Chloroform 60 s ausgeschüttelt. Der Chloroformauszug wird durch ein Filterpapier der Sorte w von 7 cm Durchmesser filtriert. Die ersten 2,0 ml Filtrat werden verworfen. Die Extinktion (III, 5.0.) des Filtrates wird bei 430 nm gegen die Blindprobe gemessen.
Vergleichsprobe: 0,1000 g Neostigminbromid wird in Wasser zu 50,00 ml gelöst. 10,00 ml der Lösung werden mit Wasser zu 100,00 ml aufgefüllt. 1,00 ml dieser Lösung wird nach Zusatz von 0,50 ml Dinatriumhydrogenphosphat-RL**, wie vorstehend angegeben, weiterbehandelt.

Berechnung:

$$\%\ \text{Neostigminbromid} = \frac{2 \cdot E_1 \cdot Ew_2}{E_2 \cdot Ew_1}$$

E_1 = Extinktion des Filtrates.
E_2 = Extinktion der Vergleichsprobe.
Ew_1 = Einwaage der Augentropfen in Gramm.
Ew_2 = Einwaage des Neostigminbromids in Gramm.

[h] *Pilokarpinhydrochlorid:* 0,7500 g Augentropfen werden mit Wasser zu 25,00 ml aufgefüllt. 5,00 ml der Lösung werden in einem Scheidetrichter mit 10,0 ml Chloroform, 1,00 ml 2 N Essigsäure, 1,00 ml Kaliumdichromatlösung (5,0 g/100,0 ml) und 1,00 ml verdünnter Wasserstoffperoxidlösung versetzt. Die Mischung wird 60 s kräftig geschüttelt. Nach dem Entmischen wird die Chloroformschicht abgetrennt und durch Watte in einen 25-ml-Meßkolben filtriert. Die wäßrige Schicht wird erneut mit 10,0 ml Chloroform ausgeschüttelt. Der Chloroformauszug wird durch dieselbe Watte filtriert und das Filtrat unter Waschen der Watte mit Chloroform zu 25,00 ml aufgefüllt. 10 min nach der ersten Ausschüttelung wird die Extinktion (III, 5.0.) der Lösung bei 560 nm $\pm$ 5 nm im Maximum gegen Wasser gemessen.
Vergleichsprobe: 0,0600 g Pilokarpinhydrochlorid werden in Wasser zu 100,00 ml gelöst. 5,00 ml der Lösung werden in einen Scheidetrichter gegeben und, wie vorstehend angegeben, weiterbehandelt.

Berechnung:

$$\%\ \text{Pilokarpinhydrochlorid} = \frac{25 \cdot E_1 \cdot Ew_2}{E_2 \cdot Ew_1}$$

E_1 = Extinktion der Lösung.
E_2 = Extinktion der Vergleichsprobe.
Ew_1 = Einwaage der Augentropfen in Gramm.
Ew_2 = Einwaage des Pilokarpinhydrochlorids in Gramm.

Sonstige Prüfungen

[*i*] Die Augentropfen müssen den unter „Augentropfen" (XIV, 7.0.) angegebenen Forderungen entsprechen.

Aufbewahrung

Vorsichtig!
Vor Licht geschützt.
Höchstens 3 Monate.

Oculoguttae Scopolamini

Skopolamin-Augentropfen

Gehalt an Skopolaminhydrobromid [$(C_{17}H_{21}NO_4)HBr \cdot 3\ H_2O$ (438,3)] 0,27 bis 0,33%.

Zusammensetzung:	Skopolaminhydrobromid		0,3 g
	Thiomersal		0,002 g
	Natriumchlorid		0,86 g
	Wasser	zu	100,0 g

Herstellung (XIV, 7.0.): Das Thiomersal, das Natriumchlorid und das Skopolaminhydrobromid werden in Wasser zu 100,0 g gelöst. Die Lösung wird filtriert und, wie unter „Bestimmungen über die Ausführung der Sterilisation" (XV, 1.0.) nach Verfahren a_1), c_3) oder d) angegeben, weiterbehandelt.

Wird die Herstellung unter Verwendung von Arzneiträgern vorgenommen, wird das Skopolaminhydrobromid in 4,0 g Arzneiträger A (Th) gelöst. Die Lösung wird mit Arzneiträger E (Th) zu 100,0 g ergänzt, filtriert und, wie unter „Bestimmungen über die Ausführung der Sterilisation" (XV, 1.0.) nach Verfahren a_1), c_3) oder d) angegeben, weiterbehandelt.

Beschreibung

Klare, farblose Flüssigkeit. Die Prüfung der Klarheit wird, wie unter „Augentropfen" (XIV, 7.0.) angegeben, durchgeführt.
Geruch nicht wahrnehmbar.

Identitätsprüfung

[*a*] *Reaktion:* Die Augentropfen zeigen einen pH-Wert (III, 7.0.) im Bereich von 4,5 bis 6,0.

[*b*] *Natrium-Ionen:* Die Augentropfen färben beim Erhitzen am Platindraht die nichtleuchtende Flamme kräftig gelb.

[*c*] *Bromid-Ionen:* 2,0 ml Augentropfen werden nach Zusatz von 1 Tropfen 3 N Schwefelsäure, 2,0 ml Chloroform und 2 Tropfen frisch bereiteter Tosylchloramid-Natrium-Lösung (5,0 g/100,0 ml) geschüttelt. Nach dem Entmischen zeigt die Chloroformschicht eine braune Färbung.

[*d*] *Chlorid-Ionen:* 2,0 ml Augentropfen geben nach Zusatz von 4 Tropfen 2 N Salpetersäure und 2 Tropfen Silbernitratlösung (5,0 g/100,0 ml) einen hellgelben Niederschlag. Die Mischung wird filtriert und das Filtrat erneut mit 3 Tropfen Silbernitratlösung

(5,0 g/100,0 ml) versetzt. Es entsteht ein weißer Niederschlag, der sich nach Zusatz von 2,0 ml 6 N Ammoniaklösung löst.

[*e*] *Skopolamin:* 10 Tropfen Augentropfen werden in einer Porzellanschale auf dem Wasserbad zur Trockne eingedampft. Der Rückstand wird mit 5 Tropfen rauchender Salpetersäure versetzt und die Mischung auf dem Wasserbad zur Trockne eingedampft. Dieser Rückstand wird mit 10 Tropfen äthanolischer 0,5 N Kalilauge versetzt. Die Mischung zeigt eine rotviolette Färbung, die sich nach Zusatz von 2,0 ml Azeton verstärkt.

[*f*] *Thiomersal:* Die Prüfung wird, wie unter „Dünnschichtchromatografische Prüfung" (III, 12.0.) angegeben, durchgeführt.

Adsorptionsschicht: Kieselgel G

Aufzutragende Lösung: 5,00 ml Augentropfen werden mit 6,00 ml Diphenylthiokarbazon-RL 120 s geschüttelt. Die untere Schicht wird abgetrennt und in einem Luftstrom zur Trockne eingedampft. Der Rückstand wird in 0,200 ml Chloroform gelöst. 20,0 µl der Lösung werden als Startfleck b aufgetragen.

Aufzutragende Lösung der Testsubstanz: 0,0100 g Thiomersal wird in 500,0 ml Wasser gelöst. 5,00 ml der Lösung werden mit 6,00 ml Diphenylthiokarbazon-RL 120 s geschüttelt. Die untere Schicht wird abgetrennt und in einem Luftstrom zur Trockne eingedampft. Der Rückstand wird in 0,200 ml Chloroform gelöst. 10,0 µl der Lösung werden als Startfleck a und 30,0 µl der Lösung als Startfleck c aufgetragen.

Laufmittel: Petroläther—Azeton (90 + 10)

Trocknung: Die Dünnschichtplatte wird an der Luft aufbewahrt, bis das Laufmittel verdunstet ist.

Auswertung: Das Chromatogramm zeigt über dem Startpunkt b einen gelborangefarbenen Fleck, der hinsichtlich R_F-Wert mit den gelborangefarbenen Flecken über den Startpunkten a und c übereinstimmt.

Der gelborangefarbene Fleck über dem Startpunkt b darf nicht kleiner bzw. schwächer gefärbt sein als der gelborangefarbene Fleck über dem Startpunkt a und nicht größer bzw. stärker gefärbt sein als der gelborangefarbene Fleck über dem Startpunkt c.

Weitere Flecke können vorhanden sein.

Gehaltsbestimmung

[*g*] *Skopolaminhydrobromid:* 0,1000 g Augentropfen wird mit 0,90 ml Wasser versetzt. Die Lösung wird nach Zusatz von 0,50 ml Natriumdihydrogenphosphat-Puffer Nr. 1 und 1,00 ml Pikrinsäure-RL mit 10,00 ml Chloroform 30 s ausgeschüttelt. Der Chloroformauszug wird durch ein Filterpapier der Sorte w von 7 cm Durchmesser filtriert. Die ersten 2,0 ml Filtrat werden verworfen. Die Extinktion (III, 5.0.) des Filtrates wird bei 430 nm gegen die Blindprobe gemessen.

Vergleichsprobe: 0,3000 g Skopolaminhydrobromid werden in Wasser zu 100,00 ml gelöst. 5,00 ml der Lösung werden mit Wasser zu 50,00 ml aufgefüllt. 1,00 ml dieser

Lösung wird nach Zusatz von 0,50 ml Natriumdihydrogenphosphat-Puffer Nr. 1, wie vorstehend angegeben, weiterbehandelt.

Berechnung:

$$\% \text{ Skopolaminhydrobromid} = \frac{E_1 \cdot Ew_2}{10 \cdot E_2 \cdot Ew_1}$$

E_1 = Extinktion des Filtrates.
E_2 = Extinktion der Vergleichsprobe.
Ew_1 = Einwaage der Augentropfen in Gramm.
Ew_2 = Einwaage des Skopolaminhydrobromids in Gramm.

Sonstige Prüfungen

[*h*] Die Augentropfen müssen den unter „Augentropfen" (XIV, 7.0.) angegebenen Forderungen entsprechen.

Aufbewahrung

Vorsichtig!
Vor Licht geschützt.
Höchstens 3 Monate.

Oculoguttae Streptomycini

Streptomyzin-Augentropfen

Gehalt an Streptomyzinsulfat [$(C_{21}H_{39}N_7O_{12})_2$ 3 H_2SO_4 (1457,4)] 0,95 bis 1,05%.

Zusammensetzung:	Streptomyzinsulfat		1,0 g
	Thiomersal		0,002 g
	Natriumchlorid		0,83 g
	Wasser	zu	100,0 g

Herstellung (XIV, 7.0.): Das Thiomersal, das Natriumchlorid und das Streptomyzinsulfat werden in Wasser zu 100,0 g gelöst. Die Lösung wird, wie unter „Bestimmungen über die Ausführung der Sterilisation" (XV, 1.0.) nach Verfahren d) angegeben, weiterbehandelt.

Wird die Herstellung unter Verwendung von Arzneiträgern vorgenommen, wird das Streptomyzinsulfat in Arzneiträger E (Th) zu 93,0 g gelöst. Die Lösung wird mit Arzneiträger A (Th) zu 100,0 g ergänzt und, wie unter „Bestimmungen über die Ausführung der Sterilisation" (XV, 1.0.) nach Verfahren d) angegeben, weiterbehandelt.

Beschreibung

Klare, farblose Flüssigkeit. Die Prüfung der Klarheit wird, wie unter „Augentropfen" (XIV, 7.0.) angegeben, durchgeführt.
Geruch schwach wahrnehmbar.

Identitätsprüfung

[*a*] *Reaktion:* Die Augentropfen zeigen einen pH-Wert (III, 7.0.) im Bereich von 5,0 bis 6,0.

[*b*] *Natrium-Ionen:* Die Augentropfen färben beim Erhitzen am Platindraht die nichtleuchtende Flamme kräftig gelb.

[*c*] *Chlorid-Ionen:* 1,0 ml Augentropfen gibt nach Zusatz von 1,0 ml Wasser, 10 Tropfen 5 N Salpetersäure und 1,0 ml 0,1 N Silbernitratlösung einen weißen Niederschlag, der sich nach Zusatz von 2,0 ml 6 N Ammoniaklösung löst.

[*d*] *Sulfat-Ionen:* 3,0 ml Augentropfen geben nach Zusatz von 2,0 ml Wasser, 10 Tropfen 3 N Salzsäure und 10 Tropfen Bariumchloridlösung (5,0 g/100,0 ml) einen weißen, kristallinen Niederschlag.

[*e*] *Streptomyzin:* 2,0 ml Augentropfen werden nach Zusatz von 3,0 ml Wasser und 10 Tropfen 1 N Kalilauge im Wasserbad 5 min erhitzt. Nach dem Erkalten und Zusatz von 15 Tropfen der Mischung aus 5,0 ml 1 N Salzsäure und 10 Tropfen Eisen(III)-chloridlösung (10,0 g/100,0 ml) zeigt die Lösung eine kräftig violettrote Färbung.

[f] *Thiomersal:* Die Prüfung wird, wie unter „Dünnschichtchromatografische Prüfung" (III, 12.0.) angegeben, durchgeführt.

Adsorptionsschicht: Kieselgel G

Aufzutragende Lösung: 5,00 ml Augentropfen werden mit 6,00 ml Diphenylthiokarbazon-RL 120 s geschüttelt. Die untere Schicht wird abgetrennt und in einem Luftstrom zur Trockne eingedampft. Der Rückstand wird in 0,200 ml Chloroform gelöst. 20,0 µl der Lösung werden als Startfleck b aufgetragen.

Aufzutragende Lösung der Testsubstanz: 0,0100 g Thiomersal wird in 500,0 ml Wasser gelöst. 5,00 ml der Lösung werden mit 6,00 ml Diphenylthiokarbazon-RL 120 s geschüttelt. Die untere Schicht wird abgetrennt und in einem Luftstrom zur Trockne eingedampft. Der Rückstand wird in 0,200 ml Chloroform gelöst. 10,0 µl der Lösung werden als Startfleck a und 30,0 µl der Lösung als Startfleck c aufgetragen.

Laufmittel: Petroläther—Azeton (90 + 10)

Trocknung: Die Dünnschichtplatte wird an der Luft aufbewahrt, bis das Laufmittel verdunstet ist.

Auswertung: Das Chromatogramm zeigt über dem Startpunkt b einen gelborangefarbenen Fleck, der hinsichtlich R_F-Wert mit den gelborangefarbenen Flecken über den Startpunkten a und c übereinstimmt.

Der gelborangefarbene Fleck über dem Startpunkt b darf nicht kleiner bzw. schwächer gefärbt sein als der gelborangefarbene Fleck über dem Startpunkt a und nicht größer bzw. stärker gefärbt sein als der gelborangefarbene Fleck über dem Startpunkt c.

Weitere Flecke können vorhanden sein.

Gehaltsbestimmung

[g] *Streptomyzinsulfat:* 1,0000 g Augentropfen wird in einem 25-ml-Meßkolben nach Zusatz von 9,0 ml Wasser und 2,0 ml 3 N Natronlauge im Wasserbad 5 min erhitzt. Die Lösung wird unverzüglich auf 20 °C abgekühlt, mit 5,00 ml Eisen(III)-ammoniumsulfat-RL* versetzt und mit Wasser zu 25,00 ml aufgefüllt. Nach 15 min wird die Extinktion (III, 5.0.) dieser Lösung bei 520 nm ± 5 nm im Maximum gegen die nachstehend beschriebene Blindprobe gemessen.

Blindprobe: 10,0 ml Wasser werden mit 2,0 ml 3 N Natronlauge und 5,0 ml Eisen(III)-ammoniumsulfat-RL* versetzt. Die Lösung wird mit Wasser zu 25,00 ml aufgefüllt.

Vergleichsprobe: 0,1000 g Streptomyzinsulfat-Vergleichssubstanz wird in Wasser zu 10,00 ml gelöst. 1,00 ml der Lösung wird, wie vorstehend angegeben, behandelt.

Berechnung:

$$\% \text{ Streptomyzinsulfat} = \frac{10 \cdot E_1 \cdot Ew_2}{E_2 \cdot Ew_1}$$

E_1 = Extinktion der Lösung.
E_2 = Extinktion der Vergleichsprobe.
Ew_1 = Einwaage der Augentropfen in Gramm.
Ew_2 = Einwaage der Streptomyzinsulfat-Vergleichssubstanz in Gramm.

Sonstige Prüfungen

[*h*] Die Augentropfen müssen den unter „Augentropfen“ (XIV, 7.0.) angegebenen Forderungen entsprechen.

Aufbewahrung

Vorsichtig!
Kühl.
Vor Licht geschützt.
Höchstens 10 d.

Oculoguttae Tolazolini

Tolazolin-Augentropfen

Gehalt an Tolazolinhydrochlorid [$(C_{10}H_{12}N_2)HCl$ (196,7)] 9,5 bis 10,5%.

Zusammensetzung:	Tolazolinhydrochlorid		10,0 g
	Thiomersal		0,002 g
	Wasser	zu	100,0 g

Herstellung (XIV, 7.0.): Das Thiomersal und das Tolazolinhydrochlorid werden in Wasser zu 100,0 g gelöst. Die Lösung wird filtriert und, wie unter „Bestimmungen über die Ausführung der Sterilisation" (XV, 1.0.) nach Verfahren a_1), c_3) oder d) angegeben, weiterbehandelt.

Wird die Herstellung unter Verwendung von Arzneiträgern vorgenommen, wird das Tolazolinhydrochlorid in Arzneiträger A (Th) zu 100,0 g gelöst. Die Lösung wird filtriert und, wie unter „Bestimmungen über die Ausführung der Sterilisation" (XV, 1.0.) nach Verfahren a_1), c_3) oder d) angegeben, weiterbehandelt.

Beschreibung

Klare, höchstens schwach gelbe Flüssigkeit. Die Prüfung der Klarheit wird, wie unter „Augentropfen" (XIV, 7.0.) angegeben, durchgeführt.
Geruch nicht wahrnehmbar.

Identitätsprüfung

[*a*] *Gefrierpunktserniedrigung* (III, 4.0.): 1,5 bis 1,8 °C

[*b*] *Reaktion:* Die Augentropfen zeigen einen pH-Wert (III, 7.0.) im Bereich von 4,5 bis 6,0.

[*c*] *Chlorid-Ionen:* 5 Tropfen Augentropfen geben nach Zusatz von 2,0 ml Wasser, 5 Tropfen 5 N Salpetersäure und 1,0 ml 0,1 N Silbernitratlösung einen weißen Niederschlag, der sich nach Zusatz von 2,0 ml 6 N Ammoniaklösung löst.

[*d*] *Tolazolin:* 1 Tropfen Augentropfen wird mit 1,00 ml der unmittelbar vor der Verwendung bereiteten Mischung aus 2 Tropfen Formaldehydlösung und 3,0 ml konzentrierter Schwefelsäure versetzt. Die Lösung zeigt eine orange Färbung.

[*e*] *Thiomersal:* Die Prüfung wird, wie unter „Dünnschichtchromatografische Prüfung" (III, 12.0.) angegeben, durchgeführt.
Adsorptionsschicht: Kieselgel G
Aufzutragende Lösung: 5,00 ml Augentropfen werden mit 6,00 ml Diphenylthiokarbazon-RL 120 s geschüttelt. Die untere Schicht wird abgetrennt und in einem

Luftstrom zur Trockne eingedampft. Der Rückstand wird in 0,200 ml Chloroform gelöst. 20,0 µl der Lösung werden als Startfleck b aufgetragen.

Aufzutragende Lösung der Testsubstanz: 0,0100 g Thiomersal wird in 500,0 ml Wasser gelöst. 5,00 ml der Lösung werden mit 6,00 ml Diphenylthiokarbazon-RL 120 s geschüttelt. Die untere Schicht wird abgetrennt und in einem Luftstrom zur Trockne eingedampft. Der Rückstand wird in 0,200 ml Chloroform gelöst. 10,0 µl der Lösung werden als Startfleck a und 30,0 µl der Lösung als Startfleck c aufgetragen.

Laufmittel: Petroläther—Azeton (90 + 10)

Trocknung: Die Dünnschichtplatte wird an der Luft aufbewahrt, bis das Laufmittel verdunstet ist.

Auswertung: Das Chromatogramm zeigt über dem Startpunkt b einen gelborangefarbenen Fleck, der hinsichtlich R_F-Wert mit den gelborangefarbenen Flecken über den Startpunkten a und c übereinstimmt.

Der gelborangefarbene Fleck über dem Startpunkt b darf nicht kleiner bzw. schwächer gefärbt sein als der gelborangefarbene Fleck über dem Startpunkt a und nicht größer bzw. stärker gefärbt sein als der gelborangefarbene Fleck über dem Startpunkt c.

Weitere Flecke können vorhanden sein.

Gehaltsbestimmung

[f] *Tolazolinhydrochlorid:* 1,5000 g Augentropfen werden auf dem Wasserbad zur Trockne eingedampft. Der Rückstand wird in 10,0 ml wasserfreier Essigsäure gelöst. Nach Zusatz von 10,0 ml Quecksilber(II)-azetat-RL und 3 Tropfen Kristallviolett-I wird die Lösung mit 0,1 N Perchlorsäure bis zum Farbumschlag nach Blau titriert (Feinbürette).

1 ml 0,1 N Perchlorsäure ist 19,67 mg Tolazolinhydrochlorid äquivalent.

Sonstige Prüfungen

[g] Die Augentropfen müssen den unter „Augentropfen" (XIV, 7.0.) angegebenen Forderungen entsprechen.

Aufbewahrung

Vorsichtig!
Vor Licht geschützt.
Höchstens 2 Monate.

Oculoguttae Zinci sulfurici

Zinksulfat-Augentropfen

Gehalt an Zinksulfat [$ZnSO_4 \cdot 7\,H_2O$ (287,5)] 0,28 bis 0,33 %.
Gehalt an Borsäure [H_3BO_3 (61,83)] 1,68 bis 1,86 %.

Zusammensetzung:	Zinksulfat		0,3 g
	Thiomersal		0,002 g
	Borsäure		1,82 g
	Wasser	zu	100,0 g

Herstellung (XIV, 7.0.): Die Borsäure wird in 80,0 g Wasser unter Erhitzen gelöst. In der auf 20 °C abgekühlten Lösung werden das Thiomersal und das Zinksulfat gelöst. Die Lösung wird filtriert, mit Wasser zu 100,0 g ergänzt und, wie unter „Bestimmungen über die Ausführung der Sterilisation" (XV, 1.0) nach Verfahren a_1), c_3) oder d) angegeben, weiterbehandelt.

Wird die Herstellung unter Verwendung von Arzneiträgern vorgenommen, wird das Zinksulfat in 4,5 ml Arzneiträger A (Th) gelöst. Die Lösung wird mit Arzneiträger P2 (Th) zu 100,0 g ergänzt, filtriert und, wie unter „Bestimmungen über die Ausführung der Sterilisation" (XV, 1.0.) nach Verfahren a_1), c_3) oder d) angegeben, weiterbehandelt.

Beschreibung

Klare, farblose Flüssigkeit. Die Prüfung der Klarheit wird, wie unter „Augentropfen" (XIV, 7.0.) angegeben, durchgeführt.
Geruch nicht wahrnehmbar.

Identitätsprüfung

[*a*] *Reaktion:* Die Augentropfen zeigen einen pH-Wert (III, 7.0.) im Bereich von 4,0 bis 5,0.

[*b*] *Zink-Ionen:* 1,0 ml Augentropfen gibt nach Zusatz von 1,0 ml Wasser, 3 Tropfen 3 N Salzsäure und 2 Tropfen Kaliumhexazyanoferrat(II)-lösung (5,0 g/100,0 ml) eine weiße oder grünlichweiße Trübung.

[*c*] *Sulfat-Ionen:* 5,0 ml Augentropfen geben nach Zusatz von 10 Tropfen 3 N Salzsäure und 10 Tropfen Bariumchloridlösung (5,0 g/100,0 ml) einen weißen, kristallinen Niederschlag.

[*d*] *Borsäure:* 10 Tropfen Augentropfen werden nach Zusatz von 3,0 ml Methanol und 10 Tropfen konzentrierter Schwefelsäure erhitzt. Die entweichenden Dämpfe brennen mit grün gesäumter Flamme.

[e] *Thiomersal:* Die Prüfung wird, wie unter „Dünnschichtchromatografische Prüfung" (III, 12.0.) angegeben, durchgeführt.

Adsorptionsschicht: Kieselgel G

Aufzutragende Lösung: 5,00 ml Augenwasser werden mit 6,00 ml Diphenylthiokarbazon-RL 120 s geschüttelt. Die untere Schicht wird abgetrennt und in einem Luftstrom zur Trockne eingedampft. Der Rückstand wird in 0,200 ml Chloroform gelöst. 20,0 µl der Lösung werden als Startfleck b aufgetragen.

Aufzutragende Lösung der Testsubstanz: 0,0100 g Thiomersal wird in 500,0 ml Wasser gelöst. 5,00 ml der Lösung werden mit 6,00 ml Diphenylthiokarbazon-RL 120 s geschüttelt. Die untere Schicht wird abgetrennt und in einem Luftstrom zur Trockne eingedampft. Der Rückstand wird in 0,200 ml Chloroform gelöst. 10,0 µl der Lösung werden als Startfleck a und 30,0 µl der Lösung als Startfleck c aufgetragen.

Laufmittel: Petroläther — Azeton (90 + 10)

Trocknung: Die Dünnschichtplatte wird an der Luft aufbewahrt, bis das Laufmittel verdunstet ist.

Auswertung: Das Chromatogramm zeigt über dem Startpunkt b einen gelborangefarbenen Fleck, der hinsichtlich R_F-Wert mit den gelborangefarbenen Flecken über den Startpunkten a und c übereinstimmt.

Der gelborangefarbene Fleck über dem Startpunkt b darf nicht kleiner bzw. schwächer gefärbt sein als der gelborangefarbene Fleck über dem Startpunkt a und nicht größer bzw. stärker gefärbt sein als der gelborangefarbene Fleck über dem Startpunkt c.

Weitere Flecke können vorhanden sein.

Gehaltsbestimmung

[f] *Zinksulfat:* Die Mischung von [g] wird nach Zusatz von 5,0 ml Ammoniumchlorid-Ammoniak-Puffer Nr. 1 und 0,100 g Eriochromschwarz-T-I mit 0,01 M ÄDTA-Lösung bis zum Farbumschlag nach Blau titriert (Feinbürette).

1 ml 0,01 M ÄDTA-Lösung ist 2,875 mg Zinksulfat äquivalent.

[g] *Borsäure:* Die Mischung aus 20,0 ml Dimethylformamid, 30,0 ml n-Propanol und 50,0 ml n-Pentan wird nach Zusatz von 10 Tropfen Thymolblau-I und der Lösung von 2,00 g Sorbit in 4,0 ml Wasser mit 0,1 N Natronlauge bis zum Farbumschlag nach Grün versetzt.

5,0000 g Augenwasser werden mit der neutralisierten Mischung versetzt. Diese Mischung wird mit 0,1 N Natronlauge bis zum Farbumschlag nach Grün titriert.

Gegen Ende der Titration wird die Mischung nach Zusatz von jedem Tropfen 0,1 N Natronlauge kräftig geschwenkt und zur Beurteilung des Farbumschlages stehengelassen, bis sich die Schichten vollständig getrennt haben.

Die Mischung ist für die Prüfung nach [f] aufzubewahren.

Berechnung:

$$\% \text{ Borsäure} = \frac{0{,}6183(a - 0{,}2b)}{Ew}$$

a = Anzahl Milliliter verbrauchter 0,1 N Natronlauge.
b = Anzahl Milliliter verbrauchter 0,01 M ÄDTA-Lösung bei der Prüfung nach [*f*].
Ew = Einwaage der Augentropfen in Gramm.

Sonstige Prüfungen

[*h*] Die Augentropfen müssen den unter „Augentropfen“ (XIV, 7.0.) angegebenen Forderungen entsprechen.

Aufbewahrung

Vorsichtig
Vor Licht geschützt.
Höchstens 6 Monate.

Oculoguttae Zinci sulfurici cum Epinephrino

Zinksulfat Augentropfen mit Epinephrin

Gehalt an Zinksulfat [$ZnSO_4 \cdot 7\ H_2O$ (287,5)] 0,19 bis 0,22%.
Gehalt an Borsäure [H_3BO_3 (61,83)] 1,70 bis 1,90%.
Gehalt an Epinephrin [$C_9H_{13}NO_3$ (183,2)] 0,004 bis 0,006%.

Zusammensetzung:			
	Epinephrinbitartrat	0,0091	g
	Zinksulfat	0,2	g
	Thiomersal	0,002	g
	Borsäure	1,8	g
	Wasser	zu 100,0	g

Herstellung (XIV, 7.0.): Die Borsäure wird in 80,0 g Wasser unter Erhitzen gelöst. In der auf 20 °C abgekühlten Lösung werden das Thiomersal, das Zinksulfat und das Epinephrinbitartrat gelöst. Statt des Epinephrinbitartrates können auch 5,0 g der Arzneifertigware Adrenalin 1:1000-Lösung zugesetzt werden. Die Lösung wird mit Wasser zu 100,0 g ergänzt und, wie unter „Bestimmungen über die Ausführung der Sterilisation" (XV, 1.0.) nach Verfahren d) angegeben, weiterbehandelt.

Wird die Herstellung unter Verwendung von Arzneiträgern vorgenommen, werden das Zinksulfat und das Epinephrinbitartrat in 3,0 g Arzneiträger A (Th) gelöst. Statt des Epinephrinbitartrates können auch 5,0 g der Arzneifertigware Adrenalin 1:1000-Lösung zugesetzt werden. Die Lösung wird mit Arzneiträger P 2 (Th) zu 100,0 g ergänzt und, wie unter „Bestimmungen über die Ausführung der Sterilisation" (XV, 1.0.) nach Verfahren d) angegeben, weiterbehandelt.

Beschreibung

Klare, farblose Flüssigkeit. Die Prüfung der Klarheit wird, wie unter „Augentropfen" (XIV, 7.0.) angegeben, durchgeführt.
Geruch nicht wahrnehmbar.

Identitätsprüfung

[*a*] *Reaktion:* Die Augentropfen zeigen einen pH-Wert (III, 7.0.) im Bereich von 3,0 bis 5,0.

[*b*] *Zink-Ionen:* 1,0 ml Augentropfen gibt nach Zusatz von 1,0 ml Wasser, 3 Tropfen 3 N Salzsäure und 2 Tropfen Kaliumhexazyanoferrat(II)-lösung (5,0 g/100,0 ml) eine weiße oder grünlichweiße Trübung.

[*c*] *Sulfat-Ionen:* 5,0 ml Augentropfen geben nach Zusatz von 10 Tropfen 3 N Salzsäure und 10 Tropfen Bariumchloridlösung (5,0 g/100,0 ml) einen weißen, kristallinen Niederschlag.

[*d*] *Epinephrin:* 1,0 ml Augentropfen zeigt nach Zusatz von 1 Tropfen frisch bereiteter Eisen(III)-chloridlösung (0,5 g/100,0 ml) eine grüne Färbung, die nach Zusatz von 1 Tropfen 3 N Ammoniaklösung in eine rötliche übergeht.

[*e*] *Borsäure:* 10 Tropfen Augentropfen werden nach Zusatz von 3,0 ml Methanol und 10 Tropfen konzentrierter Schwefelsäure erhitzt. Die entweichenden Dämpfe brennen mit grün gesäumter Flamme.

[*f*] *Thiomersal:* Die Prüfung wird, wie unter „Dünnschichtchromatografische Prüfung" (III, 12.0.) angegeben, durchgeführt.

Adsorptionsschicht: Kieselgel G

Aufzutragende Lösung: 5,00 ml Augentropfen werden mit 6,00 ml Diphenylthiokarbazon-RL 120 s geschüttelt. Die untere Schicht wird abgetrennt und in einem Luftstrom zur Trockne eingedampft. Der Rückstand wird in 0,200 ml Chloroform gelöst. 20,0 µl der Lösung werden als Startfleck b aufgetragen.

Aufzutragende Lösung der Testsubstanz: 0,0100 g Thiomersal wird in 500,0 ml Wasser gelöst. 5,00 ml der Lösung werden mit 6,00 ml Diphenylthiokarbazon-RL 120 s geschüttelt. Die untere Schicht wird abgetrennt und in einem Luftstrom zur Trockne eingedampft. Der Rückstand wird in 0,200 ml Chloroform gelöst. 10,0 µl der Lösung werden als Startfleck a und 30,0 µl der Lösung als Startfleck c aufgetragen.

Laufmittel: Petroläther—Azeton (90 + 10)

Trocknung: Die Dünnschichtplatte wird an der Luft aufbewahrt, bis das Laufmittel verdunstet ist.

Auswertung: Das Chromatogramm zeigt über dem Startpunkt b einen gelborangefarbenen Fleck, der hinsichtlich R_F-Wert mit den gelborangefarbenen Flecken über den Startpunkten a und c übereinstimmt.

Der gelborangefarbene Fleck über dem Startpunkt b darf nicht kleiner bzw. schwächer gefärbt sein als der gelborangefarbene Fleck über dem Startpunkt a und nicht größer bzw. stärker gefärbt sein als der gelborangefarbene Fleck über dem Startpunkt c.

Weitere Flecke können vorhanden sein.

Gehaltsbestimmung

[*g*] *Zinksulfat:* Die Mischung von [*h*] wird nach Zusatz von 5,0 ml Ammoniumchlorid-Ammoniak-Puffer Nr. 1 und 0,100 g Eriochromschwarz-T-I mit 0,01 M ÄDTA-Lösung bis zum Farbumschlag nach Blau titriert (Feinbürette).

1 ml 0,01 M ÄDTA-Lösung ist 2,875 mg Zinksulfat äquivalent.

[*h*] *Borsäure:* Die Mischung aus 20,0 ml Dimethylformamid, 30,0 ml n-Propanol und 50,0 ml n-Pentan wird nach Zusatz von 10 Tropfen Thymolblau-I und der Lösung von 2,00 g Sorbit in 4,0 ml Wasser mit 0,1 N Natronlauge bis zum Farbumschlag nach Grün versetzt. 5,0000 g Augentropfen werden mit der neutralisierten Mischung versetzt. Die Mischung wird mit 0,1 N Natronlauge bis zum Farbumschlag nach Grün titriert. Gegen Ende der Titration wird die Mischung nach Zusatz von jedem Tropfen 0,1 N Natronlauge kräftig geschwenkt und zur Beurteilung des Farbumschlages stehengelassen, bis sich die Schichten vollständig getrennt haben.
Die Mischung ist für die Prüfung nach [*g*] aufzubewahren.

Berechnung:

$$\% \text{ Borsäure} = \frac{0{,}6183(a - 0{,}2b)}{Ew}$$

a = Anzahl Milliliter verbrauchter 0,1 N Natronlauge.
b = Anzahl Milliliter verbrauchter 0,01 M ÄDTA-Lösung bei der Prüfung nach [*g*].
Ew = Einwaage der Augentropfen in Gramm.

[*i*] *Epinephrin:* 1,5000 g Augentropfen werden in einem 10-ml-Meßkolben mit 2,0 ml frisch bereiteter Natriumdisulfitlösung (0,200 g/100,0 ml), 0,100 ml Eisenzitrat-RL und 2,00 ml Aminoessigsäure-Puffer Nr. 1 versetzt. Die Lösung wird mit der Natriumdisulfitlösung (0,200 g/100,0 ml) zu 10,00 ml aufgefüllt. Nach 20 min wird die Extinktion (III, 5.0.) dieser Lösung in einer Schichtdicke von 5 cm bei 530 nm $\pm$ 5 nm im Maximum gegen Wasser gemessen.
Vergleichsprobe: 0,0910 g Epinephrinbitartrat, entsprechend 0,050 g Epinephrin, werden in Wasser zu 100,00 ml gelöst. 10,00 ml der Lösung werden mit der Natriumdisulfitlösung (0,200 g/100,0 ml) zu 100,00 ml aufgefüllt. 1,50 ml dieser Lösung werden, wie vorstehend angegeben, behandelt.

Berechnung:

$$\% \text{ Epinephrin} = \frac{0{,}08245 \cdot E_1 \cdot Ew_2}{E_2 \cdot Ew_1}$$

E_1 = Extinktion der Lösung.
E_2 = Extinktion der Vergleichsprobe.
Ew_1 = Einwaage der Augentropfen in Gramm.
Ew_2 = Einwaage des Epinephrinbitartrates in Gramm.

Sonstige Prüfungen

[*j*] Die Augentropfen müssen den unter „Augentropfen" (XIV, 7.0.) angegebenen Forderungen entsprechen.

Aufbewahrung

Vorsichtig!
Vor Licht geschützt.
Kühl.
Höchstens 3 Monate.

Oleum Zinci oxydati

Zinkoxidöl

Gehalt an Zinkoxid [ZnO (81,37)] 48,0 bis 52,0%.

Zusammensetzung:	Zinkoxid	500,0 g
	Erdnußöl	500,0 g

Herstellung (XIV, 3.0.): Das Zinkoxid wird durch das Sieb Nr. VI geschlagen, mit 200 bis 300 g Erdnußöl verrieben und gewalzt. Danach wird die Verreibung anteilweise mit dem Rest des Erdnußöles versetzt und gemischt.

Beschreibung

Weiße, dickflüssige Masse.
Geruch schwach wahrnehmbar.

Identitätsprüfung

[a] *Zinkoxid:* 1,00 g Arzneiöl wird nach Zusatz der Mischung aus 4,0 ml 3 N Schwefelsäure und 6,0 ml Wasser 30 s geschüttelt und nach darauffolgendem Zusatz von 10,0 ml Chloroform weitere 30 s geschüttelt. Nach dem Entmischen geben 2,0 ml der wäßrigen Schicht nach Zusatz von 3,0 ml Wasser, 5 Tropfen Kupfer(II)-sulfatlösung (1,00 g/100,0 ml) und 10 Tropfen Ammoniumtetrathiozyanatomerkurat(II)-RL einen violetten, kristallinen Niederschlag.

Gehaltsbestimmung

[b] *Zinkoxid:* 0,1400 g Arzneiöl werden mit 10,0 ml Chloroform versetzt und 30 s geschüttelt. Nach Zusatz von 7,50 ml 3 N Salzsäure wird die Mischung geschüttelt, bis sich das Zinkoxid gelöst hat, und nach Zusatz von 100 ml Wasser mit 1 N Kalilauge versetzt, bis eine Trübung entsteht. Nach Zusatz von 5,0 ml Ammoniumchlorid-Ammoniak-Puffer Nr. 1 und 0,30 g Eriochromschwarz-T-I wird die Mischung mit 0,1 M ÄDTA-Lösung bis zum Farbumschlag nach Blau titriert (Feinbürette).

1 ml 0,1 M ÄDTA-Lösung ist 8,137 mg Zinkoxid äquivalent.

Sonstige Prüfungen

[c] Das Arzneiöl muß den unter „Arzneiöle" (XIV, 3.0.) angegebenen Forderungen entsprechen. Beim Verreiben einer Probe des Arzneiöles auf dem Handrücken dürfen feste Teilchen nicht spürbar sein.

Aufbewahrung

Vor Licht geschützt.
Kühl.

Das Arzneiöl ist vor dem Gebrauch zu schütteln.

Pasta Zinci oxydati

Zinkoxidpaste

Gehalt an Zinkoxid [ZnO (81,37)] 24,0 bis 26,0%.
Gehalt an Zinkoxid und Talk insgesamt 48,0 bis 52,0%.

Zusammensetzung:	Zinkoxid	25,0 g
	Talk	25,0 g
	gelbes Vaselin	50,0 g

Herstellung (XIV, 16.0.): Das Zinkoxid und der Talk werden vor der Herstellung der Paste gemischt und durch das Sieb Nr. VI geschlagen.

Beschreibung

Gelblichweiße Paste.
Geruch schwach wahrnehmbar.

Identitätsprüfung

[*a*] *Zinkoxid:* 1,00 g Paste wird nach Zusatz von 10,0 ml Chloroform 60 s geschüttelt und die Mischung filtriert.
Das Filtrat ist für die Prüfung nach [*b*] aufzubewahren.
Der Rückstand wird in einem Porzellantiegel 5 min geglüht und nach dem Erkalten mit der Mischung aus 2,0 ml 3 N Schwefelsäure und 3,0 ml Wasser versetzt. Die Mischung wird zum Sieden erhitzt und anschließend filtriert. 2,0 ml des Filtrates geben nach Zusatz von 3,0 ml Wasser, 5 Tropfen Kupfer(II)-sulfatlösung (1,00 g/100,0 ml) und 10 Tropfen Ammoniumtetrathiozyanatomerkurat(II)-RL einen violetten, kristallinen Niederschlag.

[*b*] *Gelbes Vaselin:* Das Filtrat von [*a*] wird auf dem Wasserbad eingedampft. Es verbleibt nach dem Erkalten ein gelber, salbenartiger Rückstand.

Gehaltsbestimmung

[*c*] *Zinkoxid:* 0,2800 g Paste werden mit 10,0 ml Chloroform versetzt. Die Mischung wird auf dem Wasserbad erwärmt, bis sich das gelbe Vaselin gelöst hat. Nach Zusatz von 7,50 ml 3 N Salzsäure wird diese Mischung 60 s geschüttelt und nach Zusatz von 100 ml Wasser mit 1 N Kalilauge versetzt, bis eine Trübung entsteht. Nach Zusatz von 5,0 ml Ammoniumchlorid-Ammoniak-Puffer Nr. 1 und 0,30 g Eriochromschwarz-

T-I wird die Mischung mit 0,1 M ÄDTA-Lösung bis zum Farbumschlag nach Blau titriert (Feinbürette).

1 ml 0,1 M ÄDTA-Lösung ist 8,137 mg Zinkoxid äquivalent.

[d] *Zinkoxid und Talk:* 0,6000 g Paste werden, wie unter „Bestimmung des Glührückstandes" (VI, 17.0.) angegeben, behandelt. Die Paste darf nicht weniger als 48,0% und nicht mehr als 52,0% Rückstand hinterlassen.

Sonstige Prüfungen

[e] Die Paste muß den unter „Pasten" (XIV, 16.0.) angegebenen Forderungen entsprechen. Die Bestimmung der Konsistenz entfällt.

Pasta Zinci oxydati mollis

Weiche Zinkoxidpaste

Gehalt an Zinkoxid [ZnO (81,37)] 27,8 bis 31,2%.

Zusammensetzung:	Zinkoxid	30,0 g
	Erdnußöl	20,0 g
	Wollwachsalkoholsalbe	50,0 g

Herstellung (XIV, 16.0.): Das Zinkoxid wird vor der Herstellung der Paste durch das Sieb Nr. VI geschlagen. Gegebenenfalls werden bis zu 10,0 g Erdnußöl durch Wollwachsalkoholsalbe ersetzt, damit die Paste der Prüfung nach [*d*] entspricht.

Beschreibung

Weiße oder gelblichweiße Paste.
Geruch schwach wahrnehmbar.

Identitätsprüfung

[*a*] *Zinkoxid:* 1,00 g Paste wird nach Zusatz von 10,0 ml Chloroform 60 s geschüttelt und die Mischung filtriert.
Das Filtrat ist für die Prüfung nach [*b*] aufzubewahren.
Der Rückstand wird in der Mischung aus 3,0 ml 3 N Schwefelsäure und 4,5 ml Wasser gelöst. 2,0 ml der Lösung geben nach Zusatz von 3,0 ml Wasser, 5 Tropfen Kupfer(II)-sulfatlösung (1,00 g/100,0 ml) und 10 Tropfen Ammoniumtetrathiozyanatomerkurat-(II)-RL einen violetten, kristallinen Niederschlag.

[*b*] *Cholesterol:* 5,0 ml des Filtrates von [*a*] werden in einem 50-ml-Erlenmeyerkolben mit 2,0 ml Essigsäureanhydrid und 10 Tropfen konzentrierter Schwefelsäure versetzt. Nach dem Schütteln zeigt die Mischung eine grüne Färbung.

Gehaltsbestimmung

[*c*] *Zinkoxid:* 0,2400 g Paste werden nach Zusatz von 5,0 ml Chloroform auf dem Wasserbad erwärmt, bis sich die Wollwachsalkoholsalbe gelöst hat. Nach Zusatz von 7,50 ml 3 N Salzsäure wird geschüttelt, bis sich das Zinkoxid gelöst hat. Die Mischung wird nach Zusatz von 100 ml Wasser mit 1 N Kalilauge versetzt, bis eine Trübung entsteht. Nach Zusatz von 5,0 ml Ammoniumchlorid-Ammoniak-Puffer Nr. 1 und 0,30 g Eriochromschwarz-T-I wird die Mischung mit 0,1 M ÄDTA-Lösung bis zum Farbumschlag nach Blau titriert (Feinbürette).

1 ml 0,1 M ÄDTA-Lösung ist 8,137 mg Zinkoxid äquivalent.

Sonstige Prüfungen

[*d*] Die Paste muß den unter „Pasten" (XIV, 16.0.) angegebenen Forderungen entsprechen. Bei der Bestimmung der Konsistenz wird der Glasstab aus 300 mm Höhe fallengelassen. Die Eindringtiefe muß im Bereich von 10 bis 30 mm liegen.

Aufbewahrung

Vor Licht geschützt.
Kühl.

Sal Carolinum factitium

Künstliches Karlsbader Salz

Gehalt an Natriumhydrogenkarbonat [$NaHCO_3$ (84,01)] 35,0 bis 37,0 %.
Gehalt an Natriumchlorid [NaCl (58,44)] 17,0 bis 19,0 %.
Gehalt an Alkalisulfaten, berechnet als wasserfreies Natriumsulfat [Na_2SO_4 (142,0)], 44,0 bis 46,0 %.

Zusammensetzung:		
	Kaliumsulfat	2,0 g
	Natriumchlorid	18,0 g
	Natriumhydrogenkarbonat	36,0 g
	getrocknetes Natriumsulfat	44,0 g

Herstellung (XIV, 17.0.): Die mittelfein gepulverten Bestandteile werden gemischt. Die Mischung wird durch das Sieb Nr. VIII geschlagen.

Beschreibung

Weißes Pulver.
Geruch nicht wahrnehmbar.
Geschmack schwach laugig und salzig.

Löslichkeit: Wasser . . . . leicht löslich
Äthanol . . . . fast unlöslich

Prüflösung: 0,200 g Pulver werden in Wasser zu 10,0 ml gelöst.

Identitätsprüfung

[*a*] *Kalium-Ionen:* 0,50 g Pulver werden in 5,0 ml Wasser gelöst. Die Lösung gibt nach Zusatz von 1 Tropfen 5 N Essigsäure und 10 Tropfen frisch bereiteter Natriumhexanitrokobaltat(III)-lösung (10,0 g/100,0 ml) allmählich einen gelben Niederschlag.

[*b*] *Natrium-Ionen:* Das mit konzentrierter Salzsäure befeuchtete Pulver färbt beim Erhitzen am Platindraht die nichtleuchtende Flamme kräftig und anhaltend gelb.

[*c*] *Chlorid-Ionen:* 2,0 ml Prüflösung geben nach Zusatz von 10 Tropfen 5 N Salpetersäure und 1,0 ml 0,1 N Silbernitratlösung einen weißen Niederschlag, der sich nach Zusatz von 2,0 ml 6 N Ammoniaklösung löst.

[*d*] *Hydrogenkarbonat-Ionen:* 1,5 g Pulver werden nach Zusatz von 5,0 ml Wasser im Wasserbad 120 s erhitzt. Das entweichende Gas trübt Bariumhydroxid-RL.

[*e*] *Sulfat-Ionen:* 5,0 ml Prüflösung geben nach Zusatz von 10 Tropfen 3 N Salzsäure und 10 Tropfen Bariumchloridlösung (5,0 g/100,0 ml) einen weißen, kristallinen Niederschlag.

Gehaltsbestimmung

[*f*] *Natriumhydrogenkarbonat:* 0,5000 g Pulver werden in 25,0 ml Wasser gelöst. Nach Zusatz von 3 Tropfen Methylorange-I wird die Lösung mit 0,1 N Salzsäure titriert. Nachdem die Lösung 120 s im Sieden gehalten und wieder auf 20 °C abgekühlt worden ist, wird die Titration zu Ende geführt.

1 ml 0,1 N Salzsäure ist 8,401 mg Natriumhydrogenkarbonat äquivalent.

[*g*] *Natriumchlorid:* 0,5000 g Pulver werden in 25,0 ml Wasser gelöst. Nach Zusatz von 10 Tropfen Kaliumchromat-I wird die Lösung mit 0,1 N Silbernitratlösung titriert, bis ein rotbrauner Niederschlag entsteht.

1 ml 0,1 N Silbernitratlösung ist 5,844 mg Natriumchlorid äquivalent.

[*h*] *Alkalisulfate:* 0,5000 g Pulver werden in 200 ml Wasser gelöst. Die Lösung wird mit 5,0 ml 3 N Salzsäure versetzt, zum Sieden erhitzt, mit 20,0 ml heißer Bariumchloridlösung (5,0 g/100,0 ml) versetzt, 60 s im Sieden gehalten und anschließend auf dem Wasserbad 60 min stehengelassen. Nach weiteren 120 min wird die Mischung durch ein Filterpapier der Sorte h filtriert. Dabei wird zunächst die überstehende, klare Flüssigkeit dekantiert, dann der Niederschlag 2mal mit je 20,0 ml heißem Wasser digeriert, auf dem Filter gesammelt und mit 50 ml heißem Wasser gewaschen. Filter und Niederschlag werden bei 105 °C getrocknet und anschließend, wie unter „Bestimmung des Glührückstandes“ (VI, 17.0.) angegeben, behandelt.

1 g Bariumsulfat ist 608,6 mg wasserfreiem Natriumsulfat äquivalent.

Zur Herstellung von künstlichem Karlsbader Wasser sind 6 g Pulver in 1 l Trinkwasser zu lösen.

Sal Ems factitium

Künstliches Emser Salz

Gehalt an Natriumhydrogenkarbonat und Natriumphosphat, berechnet als Natriumhydrogenkarbonat [$NaHCO_3$ (84,01)], 68,5 bis 71,5 %.
Gehalt an Alkalihalogeniden, berechnet als Natriumchlorid [NaCl (58,44)], 26,0 bis 27,5 %.
Gehalt an Alkalisulfaten, berechnet als wasserfreies Natriumsulfat [Na_2SO_4 (142,0)], 1,5 bis 2,5 %.

Zusammensetzung:		
	Natriumjodid	0,000 6 g
	Natriumbromid	0,010 2 g
	Natriumphosphat	0,084 g
	Lithiumzitrat	0,201 g
	getrocknetes Natriumsulfat	0,9 g
	Kaliumsulfat	1,32 g
	Natriumchlorid	27,0 g
	Natriumhydrogenkarbonat	70,5 g

Herstellung (XIV, 17.0.): Die mittelfein gepulverten Bestandteile werden gemischt. Die Mischung wird durch das Sieb Nr. VIII geschlagen.

Beschreibung

Weißes Pulver.
Geruch nicht wahrnehmbar.
Geschmack salzig.

Löslichkeit: Wasser . . . . leicht löslich
Äthanol . . . . fast unlöslich

Prüflösung: 3,000 g Pulver werden unter Erwärmen in Wasser zu 30,0 ml gelöst. Die Lösung wird gegebenenfalls filtriert.

Identitätsprüfung

[*a*] *Kalium-Ionen:* 5,0 ml Prüflösung geben nach Zusatz von 1 Tropfen 5 N Essigsäure und 10 Tropfen frisch bereiteter Natriumhexanitrokobaltat(III)-lösung (10,0 g/100,0 ml) allmählich einen gelben Niederschlag.

[*b*] *Lithium-Ionen:* 1,00 g Pulver wird mit 5,0 ml 1.4-Dioxan versetzt. Die Mischung wird 120 s geschüttelt und anschließend filtriert.
Der Rückstand ist für die Prüfung nach [*j*] aufzubewahren.
Das Filtrat wird zur Trockne eingedampft. Der Rückstand wird mit 5 Tropfen Wasser,

5 Tropfen Natriumchlorid-RL und 5 Tropfen Eisen(III)-perjodat-RL versetzt. Die Lösung wird 15 s erwärmt. Beim Erkalten entsteht ein gelblicher Niederschlag.

[c] *Natrium-Ionen:* Das mit konzentrierter Salzsäure befeuchtete Pulver färbt beim Erhitzen am Platindraht die nichtleuchtende Flamme kräftig und anhaltend gelb.

[d] *Bromid-Ionen:* 2,00 g Pulver werden mit 5,0 ml Äthanol versetzt. Die Mischung wird 120 s geschüttelt und anschließend filtriert. Das Filtrat wird auf dem Wasserbad zur Trockne eingedampft. Der Rückstand wird in 1,00 ml Wasser gelöst. Die Lösung wird mit 1 Tropfen frisch bereiteter Natriumnitritlösung (10,0 g/100,0 ml), 2 Tropfen 3 N Schwefelsäure sowie 2,0 ml Chloroform versetzt und geschüttelt. Die wäßrige Schicht wird in einer Porzellanschale nach Zusatz von 2 Tropfen Fluoreszein-Natrium-Lösung (0,100 g/100,0 ml) und 2 Tropfen der Mischung aus 9 Volumenteilen Essigsäure* und 1 Volumenteil konzentrierter Wasserstoffperoxidlösung zur Trockne eingedampft. Der Rückstand wird 60 s unmittelbar über konzentrierte Ammoniaklösung gehalten. Es entsteht sofort eine Rosafärbung.

[e] *Chlorid-Ionen:* 2,0 ml Prüflösung geben nach Zusatz von 10 Tropfen 5 N Salpetersäure und 1,0 ml 0,1 N Silbernitratlösung einen weißen Niederschlag, der sich nach Zusatz von 2,0 ml 6 N Ammoniaklösung löst.

[f] *Hydrogenkarbonat-Ionen:* 5,0 ml Prüflösung werden im Wasserbad 120 s erhitzt. Das entweichende Gas trübt Bariumhydroxid-RL.

[g] *Jodid-Ionen:* 20,0 g Pulver werden mit 50,0 ml Äthanol versetzt. Die Mischung wird 120 s geschüttelt und anschließend filtriert. Das Filtrat wird in einer Porzellanschale zur Trockne eingedampft. Der Rückstand wird in 1,0 ml Wasser gelöst. Nach Zusatz von 2 Tropfen Stärke-I, 2 Tropfen frisch bereiteter Natriumnitritlösung (10,0 g/100,0 ml) und 1 Tropfen 3 N Schwefelsäure zeigt die Lösung eine blaue Färbung.

[h] *Hydrogenphosphat-Ionen:* 1,00 g Pulver wird vorsichtig mit 5,0 ml 5 N Salpetersäure versetzt. Die Lösung wird nach Zusatz von 1,0 ml Ammoniummolybdatlösung (10,0 g/100,0 ml), 10 Tropfen Benzidin-RL sowie 3,0 ml 6 N Ammoniaklösung geschüttelt. Die Lösung zeigt sofort eine blaue Färbung.

[i] *Sulfat-Ionen:* 5,0 ml Prüflösung geben nach Zusatz von 10 Tropfen 3 N Salzsäure und 10 Tropfen Bariumchloridlösung (5,0 g/100,0 ml) einen weißen, kristallinen Niederschlag.

[j] *Zitrat-Ionen:* Der Rückstand von [b] wird bei 120 °C 30 min getrocknet. 0,20 g des getrockneten Rückstandes werden mit 2,0 g Harnstoff versetzt. Die Mischung wird vorsichtig erhitzt, bis eine klare Schmelze entstanden ist. Die Schmelze wird in 1,0 ml Wasser gegebenenfalls unter Erwärmen gelöst. Die erkaltete Lösung zeigt im ultravioletten Licht der Wellenlänge von 366 nm eine hellblaue Fluoreszenz.

Gehaltsbestimmung

[k] *Natriumhydrogenkarbonat und Natriumphosphat:* 0,3000 g Pulver werden in 25,0 ml Wasser gelöst. Nach Zusatz von 5 Tropfen Methylorange-I wird die Lösung mit 0,1 N

Salzsäure titriert. Nachdem die Lösung 120 s im Sieden gehalten und wieder auf 20 °C abgekühlt worden ist, wird die Titration zu Ende geführt.

1 ml 0,1 N Salzsäure ist 8,401 mg Natriumhydrogenkarbonat äquivalent.

[*l*] *Alkalihalogenide:* 0,3000 g Pulver werden in 25,0 ml Wasser gelöst. Nach Zusatz von 10 Tropfen Kaliumchromat-I wird die Lösung mit 0,1 N Silbernitratlösung titriert, bis ein rotbrauner Niederschlag entsteht.

1 ml 0,1 N Silbernitratlösung ist 5,844 mg Natriumchlorid äquivalent.

[*m*] *Alkalisulfate:* 2,0000 g Pulver werden in einem 600-ml-Becherglas in 200 ml Wasser gelöst. Die Lösung wird mit 10,0 ml 3 N Salzsäure versetzt, zum Sieden erhitzt, mit 20,0 ml heißer Bariumchloridlösung (5,0 g/100,0 ml) versetzt, 60 s im Sieden gehalten und anschließend auf dem Wasserbad 60 min stehengelassen. Nach weiteren 120 min wird die Mischung durch ein Filterpapier der Sorte h filtriert. Dabei wird zunächst die überstehende, klare Flüssigkeit dekantiert, dann der Niederschlag 2mal mit je 20,0 ml heißem Wasser digeriert, auf dem Filter gesammelt und mit 50 ml heißem Wasser gewaschen. Filter und Niederschlag werden bei 105 °C getrocknet und anschließend, wie unter „Bestimmung des Glührückstandes" (VI, 17.0.) angegeben, behandelt.

1 g Bariumsulfat ist 608,6 mg wasserfreiem Natriumsulfat äquivalent.

Sirupus Althaeae

Eibischsirup

Zusammensetzung:	verdünnte Ammoniaklösung	0,2 g
	Eibischwurzel	20,0 g
	Wasser	400,0 g
	Saccharose	640,0 g

Herstellung (XIV, 19.0.): Die grob zerkleinerte Eibischwurzel wird mit Wasser kurze Zeit abgespült und mit der Mischung aus der verdünnten Ammoniaklösung und dem Wasser versetzt. Diese Mischung wird unter wiederholtem Rühren 120 min stehengelassen. Danach wird die Mischung koliert und der Rückstand mit so viel Wasser gewaschen, daß 360,0 g Ablauf erhalten werden. Aus diesem und der Saccharose werden 1 000,0 g Sirup hergestellt.

Beschreibung

Klare oder schwach trübe, gelbliche Flüssigkeit.
Geruch nach Eibischwurzel.
Geschmack süß und nach Eibischwurzel.

Identitätsprüfung

[*a*] *Brechungsindex* (III, 1.0.): 1,450 bis 1,455

[*b*] *Saccharose:* 1 Tropfen Sirup wird mit 2,0 ml Fehling-RL versetzt. Die blaue Lösung wird beim Erhitzen zum Sieden nicht verändert. Nach Zusatz von 3,0 ml 3 N Salzsäure wird die Lösung 60 s im Sieden gehalten und anschließend mit 3,0 ml 3 N Natronlauge versetzt. Die Lösung gibt einen roten oder braunroten Niederschlag.

Reinheitsprüfung

[*c*] *Invertzucker, reduzierende Verunreinigungen:* 0,250 ml Sirup werden nach Zusatz von 0,50 ml Wasser sowie 1,00 ml Fehling-RL 30 s im Sieden gehalten und anschließend mit 10,0 ml Wasser versetzt. Die Mischung darf keine stärkere grüne oder gelbe Färbung als die nachstehend beschriebene Vergleichsprobe zeigen.
Vergleichsprobe: 0,400 g Saccharose werden nach Zusatz von 0,50 ml Wasser, 0,50 ml frisch bereiteter Glukoselösung (0,1100 g/100,00 ml) und 1,00 ml Fehling-RL, wie vorstehend angegeben, weiterbehandelt.

Aufbewahrung

In dem Verbrauch angemessenen, vollständig gefüllten Gefäßen.
Kühl.

Sirupus Aurantii

Pomeranzensirup

Zusammensetzung:	Pomeranzentinktur	100,0 g
	einfacher Sirup	900,0 g

Herstellung (XIV, 19.0.): Die Bestandteile werden gemischt.

Beschreibung

Klare oder schwach trübe, gelbliche Flüssigkeit.
Geruch charakteristisch.
Geschmack bitter, aromatisch und süß.

Identitätsprüfung

[*a*] *Brechungsindex* (III, 1.0.): 1,440 bis 1,448

[*b*] *Saccharose:* 1 Tropfen Sirup wird mit 2,0 ml Fehling-RL versetzt. Die blaue Lösung wird beim Erhitzen zum Sieden nicht verändert. Nach Zusatz von 3,0 ml 3 N Salzsäure wird die Lösung 60 s im Sieden gehalten und anschließend mit 3,0 ml 3 N Natronlauge versetzt. Die Lösung gibt einen roten oder braunroten Niederschlag.

Aufbewahrung

In dem Verbrauch angemessenen, vollständig gefüllten Gefäßen.
Kühl.
Höchstens 14 Tage.

Der Sirup ist vor der Verwendung zu schütteln.

3065
B – DDR/677/75

Sirupus Cerasi

Kirschsirup

Zusammensetzung:	Kirschfruchtrohsaft TGL 7660 Ausg. 1.63	350,0 g
	Saccharose	650,0 g

Herstellung (XIV, 19.0.): Aus dem nicht chemisch konservierten Kirschfruchtrohsaft und der Saccharose werden 1000,0 g Sirup hergestellt.

Beschreibung

Klare, dunkelrote Flüssigkeit.
Geruch charakteristisch.
Geschmack charakteristisch.

Identitätsprüfung

[*a*] *Brechungsindex* (III, 1.0.): 1,455 bis 1,467

[*b*] *Saccharose:* 1 Tropfen Sirup wird mit 2,0 ml Fehling-RL versetzt. Die Lösung gibt beim Erhitzen zum Sieden einen roten oder rotbraunen Niederschlag.

Aufbewahrung

In dem Verbrauch angemessenen, vollständig gefüllten Gefäßen.
Kühl.
Höchstens 2 Jahre.

Sirupus Rubi idaei

Himbeersirup

Zusammensetzung:	Himbeerfruchtrohsaft TGL 7660 Ausg. 1.63	350,0 g
	Saccharose	650,0 g

Herstellung (XIV, 19.0.): Aus dem nicht chemisch konservierten Himbeerfruchtrohsaft und der Saccharose werden 1000,0 g Sirup hergestellt.

Beschreibung

Klare, rote Flüssigkeit.
Geruch charakteristisch.
Geschmack charakteristisch.

Identitätsprüfung

[*a*] *Brechungsindex* (III, 1.0.): 1,455 bis 1,467

[*b*] *Saccharose:* 1 Tropfen Sirup wird mit 2,0 ml Fehling-RL versetzt. Die Lösung gibt beim Erhitzen zum Sieden einen roten oder rotbraunen Niederschlag.

Aufbewahrung

In dem Verbrauch angemessenen, vollständig gefüllten Gefäßen.
Kühl.
Höchstens 2 Jahre.

Sirupus simplex

Einfacher Sirup

Zusammensetzung:	Wasser	360,0 g
	Saccharose	640,0 g

Herstellung (XIV, 19.0.): Die Saccharose wird in dem zum Sieden erhitzten Wasser unter Rühren gelöst. Die Lösung wird 30 s im Sieden gehalten und, wie unter „Sirupe" angegeben, weiterverarbeitet.

Beschreibung

Farblose oder gelbliche Flüssigkeit.
Geruch schwach wahrnehmbar.
Geschmack süß.

Identitätsprüfung

[a] *Brechungsindex* (III, 1.0.): 1,449 bis 1,454

[b] *Saccharose:* 1 Tropfen Sirup wird mit 2,0 ml Fehling-RL versetzt. Die blaue Lösung wird beim Erhitzen zum Sieden nicht verändert. Nach Zusatz von 3,0 ml 3 N Salzsäure wird die Lösung 60 s im Sieden gehalten und anschließend mit 3,0 ml 3 N Natronlauge versetzt. Die Lösung gibt einen roten oder braunroten Niederschlag.

Reinheitsprüfung

[c] *Invertzucker, reduzierende Verunreinigungen:* 0,50 ml Sirup werden nach Zusatz von 0,50 ml Wasser sowie 1,00 ml Fehling-RL 30 s im Sieden gehalten und anschließend mit 10,0 ml Wasser versetzt. Die Mischung darf keine stärkere grüne oder gelbe Färbung als die nachstehend beschriebene Vergleichsprobe zeigen.
Vergleichsprobe: 0,400 g Saccharose werden nach Zusatz von 0,50 ml Wasser, 0,50 ml frisch bereiteter Glukoselösung (0,1100 g/100,00 ml) und 1,00 ml Fehling-RL, wie vorstehend angegeben, weiterbehandelt.

Aufbewahrung

In dem Verbrauch angemessenen, vollständig gefüllten Gefäßen.
Kühl.

Sirupus Thymi

Thymiansirup

Zusammensetzung:	Thymianfluidextrakt	15,0 g
	einfacher Sirup	85,0 g

Herstellung (XIV, 19.0.): Die Bestandteile werden gemischt.

Beschreibung

Rotbraune Flüssigkeit (Betrachtung im Gegenlicht).
Geruch charakteristisch.
Geschmack süß und würzig.

Identitätsprüfung

[a] *Brechungsindex* (III, 1.0.): 1,432 bis 1,440

[b] *Saccharose:* 1 Tropfen Sirup wird mit 2,0 ml Fehling-RL versetzt. Die blaue Lösung wird beim Erhitzen zum Sieden nicht verändert. Nach Zusatz von 3,0 ml 3 N Salzsäure wird die Lösung 60 s im Sieden gehalten und anschließend mit 3,0 ml 3 N Natronlauge versetzt. Die Lösung gibt einen roten oder braunroten Niederschlag.

[c] *Thymianfluidextrakt:* Die Prüfung wird, wie unter „Dünnschichtchromatografische Prüfung" (III, 12.0.) angegeben, durchgeführt.
Adsorptionsschicht: Kieselgel G
Aufzutragende Lösung: 10,00 ml Sirup werden mit 2,00 ml n-Pentan versetzt und geschüttelt. 28 bis 30 µl der n-Pentanlösung werden als Startfleck a aufgetragen.
Aufzutragende Lösung der Testsubstanz: 0,020 g Thymol werden in 10,0 ml Chloroform gelöst. 4 bis 5 µl der Lösung werden als Startfleck b aufgetragen.
Laufmittel: Benzol—Äthylazetat (95 + 5)
Trocknung: Die Dünnschichtplatte wird an der Luft aufbewahrt, bis das Laufmittel verdunstet ist.
Detektion: Reagenz: Vanillin-Schwefelsäure-RL
Die Dünnschichtplatte wird nach dem Besprühen mit dem Reagenz bei 120 °C 5 min erhitzt.
Auswertung: Der R_F-Wert des violettroten Testsubstanzfleckes muß im Bereich von 0,30 bis 0,50 liegen.
Das Chromatogramm zeigt über dem Startpunkt a einen violettroten Fleck mit dem R_F-Wert des Fleckes der Testsubstanz. Weitere Flecke können vorhanden sein.

Aufbewahrung

Vor Licht geschützt.
In dem Verbrauch angemessenen, vollständig gefüllten Gefäßen.
Kühl.
Höchstens 2 Jahre.

Sirupus Thymi compositus

Zusammengesetzter Thymiansirup

Gehalt an Ammoniumbromid [NH_4Br (97,95)] 1,43 bis 1,58%.

Zusammensetzung:	Thymianfluidextrakt	15,0 g
	Ammoniumbromid	1,5 g
	Wasser	1,5 g
	einfacher Sirup	82,0 g

Herstellung (XIV, 19.0.): Der Thymianfluidextrakt und der einfache Sirup werden gemischt. Das Ammoniumbromid wird in dem Wasser unter Erhitzen gelöst und die Lösung der Mischung unter Schütteln zugesetzt.

Beschreibung

Rötlichbraune Flüssigkeit (Betrachtung im Gegenlicht).
Geruch charakteristisch.
Geschmack süß, würzig und sehr schwach salzig.

Identitätsprüfung

[*a*] *Brechungsindex* (III, 1.0.): 1,432 bis 1,438

[*b*] *Ammonium:* 2,0 ml Sirup werden nach Zusatz von 2,0 ml 3 N Natronlauge erhitzt. Die entweichenden Dämpfe färben angefeuchtetes rotes Lackmuspapier blau.

[*c*] *Bromid-Ionen:* 2,0 ml Sirup werden nach Zusatz von 3,0 ml Wasser, 10 Tropfen 3 N Schwefelsäure, 3,0 ml Chloroform und 10 Tropfen frisch bereiteter Tosylchloramid-Natrium-Lösung (5,0 g/100,0 ml) geschüttelt. Nach dem Entmischen zeigt die Chloroformschicht eine rotbraune Färbung.

[*d*] *Saccharose:* 1 Tropfen Sirup wird mit 2,0 ml Fehling-RL versetzt. Die blaue Lösung wird beim Erhitzen zum Sieden nicht verändert. Nach Zusatz von 3,0 ml 3 N Salzsäure wird die Lösung 60 s im Sieden gehalten und anschließend mit 3,0 ml 3 N Natronlauge versetzt. Die Lösung gibt einen roten oder braunroten Niederschlag.

[*e*] *Thymianfluidextrakt:* Die Prüfung wird, wie unter „Dünnschichtchromatografische Prüfung" (III, 12.0.) angegeben, durchgeführt.
Adsorptionsschicht: Kieselgel G
Aufzutragende Lösung: 10,00 ml Sirup werden mit 2,00 ml n-Pentan versetzt und geschüttelt. 28 bis 30 μl der n-Pentanlösung werden als Startfleck a aufgetragen.
Aufzutragende Lösung der Testsubstanz: 0,020 g Thymol werden in 10,0 ml Chloroform gelöst. 4 bis 5 μl der Lösung werden als Startfleck b aufgetragen.

Laufmittel: Benzol—Äthylazetat (95 + 5)

Trocknung: Die Dünnschichtplatte wird an der Luft aufbewahrt, bis das Laufmittel verdunstet ist.

Detektion: Reagenz: Vanillin-Schwefelsäure-RL

Die Dünnschichtplatte wird nach dem Besprühen mit dem Reagenz bei 120 °C 5 min erhitzt.

Auswertung: Der R_F-Wert des violettroten Testsubstanzfleckes muß im Bereich von 0,30 bis 0,50 liegen.

Das Chromatogramm zeigt über dem Startpunkt a einen violettroten Fleck mit dem R_F-Wert des Fleckes der Testsubstanz. Weitere Flecke können vorhanden sein.

Gehaltsbestimmung

[f] *Ammoniumbromid:* 10,00 g Sirup werden mit 100 ml Wasser, 20,0 ml 5 N Salpetersäure und 25,00 ml 0,1 N Silbernitratlösung versetzt. Nach Zusatz von 5,0 ml Eisen(III)-ammoniumsulfat-I wird der Überschuß an 0,1 N Silbernitratlösung mit 0,1 N Ammoniumthiozyanatlösung bis zur rötlichgelben Färbung titriert.

1 ml 0,1 N Silbernitratlösung ist 9,795 mg Ammoniumbromid äquivalent.

Aufbewahrung

Vor Licht geschützt.
In dem Verbrauch angemessenen, vollständig gefüllten Gefäßen.
Kühl.
Höchstens 2 Jahre.

Solutio Acidi borici

Borsäurelösung

Gehalt 2,85 bis 3,15% Borsäure [H_3BO_3 (61,83)].

Zusammensetzung: Borsäure		3,0 g
Wasser	zu	100,0 g

Herstellung (XIV, 15.0.): Die Borsäure wird in etwa 95 g siedendem Wasser gelöst. Die Lösung wird 5 min im Sieden gehalten, anschließend in ein angewärmtes Vorratsgefäß filtriert und mit vorher zum Sieden erhitztem Wasser zu 100,0 g ergänzt.

Beschreibung

Klare, farblose Flüssigkeit.
Geruch nicht wahrnehmbar.
Geschmack nicht wahrnehmbar.

Identitätsprüfung

[*a*] *Borsäure:* 3,0 ml Lösung werden in einer Porzellanschale zur Trockne eingedampft. Der Rückstand wird nach Zusatz von 3,0 ml Methanol und 10 Tropfen konzentrierter Schwefelsäure erhitzt. Die entweichenden Dämpfe brennen mit grün gesäumter Flamme.

Gehaltsbestimmung

[*b*] *Borsäure:* 5,000 g Lösung werden nach Zusatz der Lösung von 4,00 g Sorbit in 15,0 ml Wasser, die vorher mit 10 Tropfen Phenolphthalein-I und anschließend mit 0,1 N Kalilauge bis zur Rosafärbung versetzt worden ist, mit 0,1 N Kalilauge bis zur Rosafärbung titriert.

1 ml 0,1 N Kalilauge ist 6,183 mg Borsäure äquivalent.

Aufbewahrung

Höchstens 3 Monate.

Solutio Jodi

Jodlösung

Gehalt an Jod [J (126,9)] 4,75 bis 5,25% und an Kaliumjodid [KJ (166,0)] 9,5 bis 10,5%.

Zusammensetzung:	Kaliumjodid	10,0 g
	Jod	5,0 g
	Wasser	zu 100,0 g

Herstellung (XIV, 15.0.): Das Kaliumjodid wird in 30,0 g Wasser gelöst. In der Lösung wird das Jod unter Rühren gelöst. Die Lösung wird mit dem Wasser zu 100,0 g ergänzt.

Beschreibung

Dunkelrotbraune Flüssigkeit.
Geruch nach Jod.

Identitätsprüfung

[*a*] *Kalium-Ionen:* Der Rückstand von [*d*] wird in 5,0 ml Wasser gelöst.
5 Tropfen der Lösung sind für die Prüfung nach [*b*] aufzubewahren.
2,0 ml der Lösung geben nach Zusatz von 1,0 ml Wasser, 1,0 ml 3 N Salzsäure und 10 Tropfen 6 N Perchlorsäure einen weißen, kristallinen Niederschlag.

[*b*] *Jodid-Ionen:* 5 Tropfen der Lösung von [*a*] werden nach Zusatz von 3,0 ml Wasser, 5 Tropfen 3 N Schwefelsäure, 3,0 ml Chloroform und 5 Tropfen frisch bereiteter Tosylchloramid-Natrium-Lösung (5,0 g/100,0 ml) geschüttelt. Nach dem Entmischen zeigt die Chloroformschicht eine violette Färbung.

[*c*] *Jod:* 1 Tropfen Lösung wird mit 5,0 ml Wasser und 1,0 ml Stärke-I versetzt. Die Lösung zeigt eine blaue Färbung, die beim Erwärmen verschwindet und beim Erkalten wieder erscheint.

[*d*] *Jod:* 5,0 ml Lösung werden auf dem Wasserbad zur Trockne eingedampft. Der entstandene Rückstand zeigt eine schwarzbraune Färbung und entwickelt beim Erhitzen violette Dämpfe. Danach zeigt dieser Rückstand eine weiße Färbung.
Der Rückstand ist für die Prüfung nach [*a*] aufzubewahren.

Gehaltsbestimmung

[*e*] *Jod:* 2,0000 g Lösung werden nach Zusatz von 5,0 ml Wasser mit 0,1 N Natriumthiosulfatlösung titriert (Feinbürette). Die Lösung ist für die Prüfung nach [*f*] aufzubewahren.
1 ml 0,1 N Natriumthiosulfatlösung ist 12,69 mg Jod äquivalent.

[*f*] *Kaliumjodid:* Die Lösung von [*e*] wird nach Zusatz von 5,0 ml Wasser, 1,0 ml 5 N Essigsäure und 5 Tropfen Eosin-Natrium-I mit 0,1 N Silbernitratlösung bis zum Farbumschlag nach Rot titriert.

Berechnung:

$$\% \text{ Kaliumjodid} = \frac{1{,}66(b - a)}{Ew}$$

a = Anzahl Milliliter verbrauchter 0,1 N Natriumthiosulfatlösung von [*e*].
b = Anzahl Milliliter verbrauchter 0,1 N Silbernitratlösung.
Ew = Einwaage der Lösung in Gramm.

Aufbewahrung

Vorsichtig!
Vor Licht geschützt.

Dosierung

Einzelmaximaldosis: oral 1 g | Tagesmaximaldosis: oral 3 g

Solutio Kalii chlorati 1000

Kaliumchloridlösung 1000

Die Lösung enthält je 1000 ml 1000 mval $K^{\oplus}$ und 1000 mval $Cl^{\ominus}$.
Gehalt 73,1 bis 76,1 g Kaliumchlorid [KCl (74,56)] je 1000 ml.

Zusammensetzung:	Kaliumchlorid		74,56 g
	Wasser zur Injektion	zu	1000,00 ml

Herstellung (XIV, 13.0.): Das Kaliumchlorid wird in dem Wasser zur Injektion gelöst. Die Lösung wird filtriert und nach dem Herstellungsverfahren Nr. 1 oder 2 weiterbehandelt.

Beschreibung

Klare, farblose Flüssigkeit.
Geruch nicht wahrnehmbar.
Geschmack stark salzig und bitter.

Identitätsprüfung

[*a*] *Reaktion:* Die Lösung zeigt einen pH-Wert (III, 7.0.) im Bereich von 5,5 bis 6,5.

[*b*] *Kalium-Ionen:* 2,0 ml Lösung geben nach Zusatz von 1,0 ml Wasser, 1,0 ml 3 N Salzsäure und 10 Tropfen 6 N Perchlorsäure einen weißen, kristallinen Niederschlag.

[*c*] *Chlorid-Ionen:* 5 Tropfen Lösung geben nach Zusatz von 2,0 ml Wasser, 10 Tropfen 5 N Salpetersäure und 1,0 ml 0,1 N Silbernitratlösung einen weißen Niederschlag, der sich nach Zusatz von 2,0 ml 6 N Ammoniaklösung löst.

Gehaltsbestimmung

[*d*] *Kaliumchlorid:* 10,00 ml Lösung werden mit Wasser zu 100,00 ml aufgefüllt. 20,00 ml der Lösung werden nach Zusatz von 10 Tropfen Kaliumchromat-I mit 0,1 N Silbernitratlösung titriert, bis ein rotbrauner Niederschlag entsteht.

1 ml 0,1 N Silbernitratlösung ist 7,456 mg Kaliumchlorid äquivalent.

Sonstige Prüfungen

[*e*] Die Lösung muß den unter „Injektions- und Infusionszubereitungen" (XIV, 13.0.) angegebenen Forderungen entsprechen.

[*f*] *Pyrogene Verunreinigungen* (X, 3.0.): Die Lösung muß den unter „Prüfung auf pyrogene Verunreinigungen" angegebenen Forderungen entsprechen. Die Mischung aus 3,0 ml Lösung und 97,0 ml isotonischer Natriumchlorid-Injektionslösung wird als Prüflösung verwendet.

Aufbewahrung

In Injektionsflaschen, Ampullen oder Infusionsflaschen mit einem Nennvolumen bis zu 120 ml.

Deklaration

Es muß zusätzlich der Hinweis „Achtung Konzentrat! Nur verdünnt anwenden!" enthalten sein.

Solutio Liquiritiae composita

Zusammengesetzte Süßholzlösung

Extraktgehalt mindestens 14,0%.
Gehalt an Ammoniak [NH_3 (17,03)] 0,27 bis 0,31%.
Gehalt an Äthanol, berechnet als C_2H_5OH, 16,0 bis 18,0 Vol.-%.

Zusammensetzung:	dickflüssiger Süßholzextrakt	20,0 g
	Anisöl	0,5 g
	Fenchelöl	0,5 g
	verdünnte Ammoniaklösung	3,0 g
	Äthanol (90 Vol.-%)	16,0 g
	Wasser	60,0 g

Herstellung (XIV, 15.0.): Der dickflüssige Süßholzextrakt wird in dem Wasser unter Erwärmen gelöst. Nach dem Erkalten wird die Lösung mit Wasser auf die ursprüngliche Masse ergänzt und mit der verdünnten Ammoniaklösung versetzt. Die Mischung wird 36 h stehengelassen und danach mit der Lösung der ätherischen Öle in dem Äthanol versetzt. Diese Mischung wird kräftig geschüttelt, 7 d kühl aufbewahrt und anschließend filtriert, wobei der Trichter mit einem Uhrglas bedeckt wird.

Beschreibung

Klare, schwarzbraune, in dünner Schicht braune Flüssigkeit.
Geruch nach Anisöl und Fenchelöl.
Geschmack süß.

Identitätsprüfung

[*a*] *Fenchelöl:* Die Prüfung wird, wie unter „Dünnschichtchromatografische Prüfung" (III, 12.0.) angegeben, durchgeführt.
Adsorptionsschicht: Kieselgel G
Aufzutragende Lösung: 5,0 ml Lösung werden vorsichtig mit 5,0 ml n-Pentan 3 min ausgeschüttelt. Der wäßrige Auszug ist für die Prüfung nach [*b*] aufzubewahren. 18 bis 20 µl der n-Pentanlösung werden als Startfleck a aufgetragen.
Aufzutragende Lösung der Testsubstanz: 0,010 ml Fenchon-Standard wird in 10,0 ml Chloroform gelöst. 10,0 µl der Lösung werden als Startfleck b aufgetragen.
Laufmittel: Benzol—Äthylazetat (95 + 5)
Laufstrecke: 15 cm
Trocknung: Die Dünnschichtplatte wird an der Luft 10 min aufbewahrt.
Detektion: Reagenz I: Molybdatophosphorsäure-RL

Reagenz II: Kaliumpermanganat-Schwefelsäure-RL

Die Dünnschichtplatte wird nach kräftigem Besprühen mit dem Reagenz I bei 100 °C 5 min erhitzt. Die noch heiße Dünnschichtplatte wird mit dem Reagenz II besprüht und erneut bei 100 °C 5 min erhitzt.

Auswertung: Der R_F-Wert des blauen Testsubstanzfleckes muß im Bereich von 0,40 bis 0,55 liegen.

Das Chromatogramm zeigt über dem Startpunkt a einen blauen Fleck mit dem R_F-Wert des Fleckes der Testsubstanz und einen blauen Fleck mit einem R_X-Wert im Bereich von 1,30 bis 1,50. Weitere Flecke sind vorhanden.

[*b*] *Süßholzextrakt:* Die Prüfung wird, wie unter „Dünnschichtchromatografische Prüfung" (III, 12.0.) angegeben, durchgeführt.

Adsorptionsschicht: Kieselgel GF_{254}

Aufzutragende Lösung: Der wäßrige Auszug von [*a*] wird in einem 50-ml-Rundkolben mit 10,0 ml Wasser versetzt und geschwenkt. Nach Zusatz von 10,0 ml 6 N Salzsäure wird die Mischung unter Rückflußkühlung 60 min im Sieden gehalten. Nach dem Erkalten wird diese Mischung in einen 50-ml-Scheidetrichter gegeben und mit 20,0 ml Chloroform ausgeschüttelt. Die abgetrennte, mit wasserfreiem Natriumsulfat getrocknete und filtrierte Chloroformlösung wird auf dem Wasserbad zur Trockne eingedampft. Der Rückstand wird in 1,00 ml der Mischung gleicher Volumen Chloroform und Methanol gelöst. 15,0 µl der Lösung werden als Startband a aufgetragen.

Aufzutragende Lösung der Testsubstanz: 0,0250 g 18-β-Glyzyrrhetinsäure-Vergleichssubstanz werden in 10,0 ml der Mischung gleicher Volumen Chloroform und Methanol gelöst. 8,0 µl der Lösung werden als Startband b aufgetragen.

Laufmittel: Äthylazetat—1 N Ammoniaklösung—Äthanol (60 + 27 + 13). Die Mischung wird geschüttelt. Unmittelbar nach dem Entmischen wird die obere, noch trübe Schicht verwendet.

Laufstrecke: 15 cm

Trocknung: Die Dünnschichtplatte wird an der Luft aufbewahrt, bis das Laufmittel verdunstet ist.

Detektion: Die Dünnschichtplatte wird im ultravioletten Licht der Wellenlänge von 254 nm betrachtet.

Auswertung: Der R_F-Wert des dunklen Testsubstanzfleckes muß im Bereich von 0,10 bis 0,20 liegen.

Das Chromatogramm zeigt über der Startlinie a einen dunklen Fleck mit dem R_F-Wert des Fleckes der Testsubstanz. Weitere Flecke sind vorhanden.

[*c*] *Ammoniak:* 3,0 ml Lösung werden erhitzt. Die entweichenden Dämpfe färben angefeuchtetes rotes Lackmuspapier blau.

[*d*] *Äthanol:* 2,00 ml Lösung werden mit 5,0 ml Kaliumdichromatlösung (5,0 g/100,0 ml) und 3,0 ml konzentrierter Schwefelsäure versetzt. In die entweichenden Dämpfe wird

ein mit der unmittelbar vor der Verwendung bereiteten Mischung aus 9,5 ml frisch bereiteter Dinatriumpentazyanonitrosylferratlösung (1,00 g/100,0 ml) und 0,50 ml Piperidin angefeuchtetes Stück Filterpapier gehalten. Dieses zeigt eine kräftig blaue Färbung.

Gehaltsbestimmung

[*e*] *Extraktgehalt:* 1,0000 g Lösung wird, wie unter „Bestimmung des Verdampfungsrückstandes" (VI, 20.0.) angegeben, behandelt.

[*f*] *Ammoniak:* 1,5000 g Lösung werden in einem Becherglas in 20,0 ml Wasser gelöst. Die Lösung wird in den unter „Bestimmung des Stickstoffes nach KJELDAHL" (VII, 5.0.) beschriebenen Halbmikroapparat nach PARNAS-WAGNER übergeführt und mit 10 Tropfen dickflüssigem Paraffin versetzt. Das Becherglas wird 2mal mit je 10,0 ml Wasser gewaschen. Die vereinigten Flüssigkeiten werden, wie unter „Bestimmung des Stickstoffes nach KJELDAHL" angegeben, weiterbehandelt.

1 ml 0,1 N Schwefelsäure ist 1,703 mg Ammoniak äquivalent.

[*g*] *Äthanol* (VII, 2.0.): 50,00 ml Lösung werden nach Zusatz von 5 Tropfen Silikonölemulsion, wie unter „Bestimmung des Äthanolgehaltes" angegeben, behandelt.

Aufbewahrung

Vor Licht geschützt.
Höchstens 6 Monate.

Solutio Natrii chlorati 1000

Natriumchloridlösung 1000

Die Lösung enthält je 1000 ml 1000 mval $Na^{\oplus}$ und 1000 mval $Cl^{\ominus}$.
Gehalt 57,3 bis 59,6 g Natriumchlorid [NaCl (58,44)] je 1000 ml.

Zusammensetzung:	Natriumchlorid		58,44 g
	Wasser zur Injektion	zu	1000,00 ml

Herstellung (XIV, 13.0.): Das Natriumchlorid wird in dem Wasser zur Injektion gelöst. Die Lösung wird filtriert und nach dem Herstellungsverfahren Nr. 1 oder 2 weiterbehandelt.

Beschreibung

Klare, farblose Flüssigkeit.
Geruch nicht wahrnehmbar.
Geschmack stark salzig.

Identitätsprüfung

[a] *Brechungsindex* (III, 1.0.): 1,342 bis 1,343

[b] *Reaktion:* Die Lösung zeigt einen pH-Wert (III, 7.0.) im Bereich von 5,5 bis 7,0.

[c] *Natrium-Ionen:* Die Lösung färbt beim Erhitzen am Platindraht die nichtleuchtende Flamme kräftig gelb.

[d] *Chlorid-Ionen:* 5 Tropfen Lösung geben nach Zusatz von 2,0 ml Wasser, 10 Tropfen 5 N Salpetersäure und 1,0 ml 0,1 N Silbernitratlösung einen weißen Niederschlag, der sich nach Zusatz von 2,0 ml 6 N Ammoniaklösung löst.

Gehaltsbestimmung

[e] *Natriumchlorid:* 10,00 ml Lösung werden mit Wasser zu 100,00 ml aufgefüllt. 20,00 ml der Lösung werden nach Zusatz von 10 Tropfen Kaliumchromat-I mit 0,1 N Silbernitratlösung titriert, bis ein rotbrauner Niederschlag entsteht.

1 ml 0,1 N Silbernitratlösung ist 5,844 mg Natriumchlorid äquivalent.

Sonstige Prüfungen

[f] Die Lösung muß den unter „Injektions- und Infusionszubereitungen" (XIV, 13.0.) angegebenen Forderungen entsprechen.

[g] *Pyrogene Verunreinigungen* (X, 3.0.): Die Lösung muß den unter „Prüfung auf pyrogene Verunreinigungen" angegebenen Forderungen entsprechen. Die Mischung aus 15,0 ml Lösung und 85,0 ml Wasser zur Injektion wird als Prüflösung verwendet.

Aufbewahrung

In Injektionsflaschen, Ampullen oder Infusionsflaschen mit einem Nennvolumen bis zu 120 ml.

Deklaration

Es muß zusätzlich der Hinweis „Achtung Konzentrat! In der Regel nur verdünnt anwenden!" enthalten sein.

Solutio Natrii hydrogencarbonici 1000

Natriumhydrogenkarbonatlösung 1000

Die Lösung enthält je 1000 ml 1000 mval $Na^{\oplus}$ und 1000 mval $HCO_3^{\ominus}$.
Gehalt 82,3 bis 85,7 g Natriumhydrogenkarbonat [$NaHCO_3$ (84,01)] je 1000 ml.

Zusammensetzung:		
	besonders gereinigtes Natriumhydrogenkarbonat	84,01 g
	Natriumädetat	0,10 g
	Wasser zur Injektion	zu 1000,00 ml

Herstellung (XIV, 13.0.): Die Bestandteile werden in dem Wasser zur Injektion gelöst. Die Lösung wird filtriert, mit Kohlendioxid begast und nach dem Herstellungsverfahren Nr. 1 oder 2 weiterbehandelt. Die Entnahme der Behältnisse aus dem Dampfsterilisator darf erst 120 min nach der Abkühlung des Dampfsterilisators auf die Temperatur des Arbeitsraumes erfolgen.
Die Behältnisse dürfen nur zu 80% gefüllt sein.

Beschreibung

Klare, farblose Flüssigkeit.
Geruch nicht wahrnehmbar.
Geschmack schwach laugig und salzig.

Identitätsprüfung

[*a*] *Brechungsindex* (III, 1.0.): 1,343 bis 1,344

[*b*] *Reaktion:* Die Lösung zeigt einen pH-Wert (III, 7.0.) im Bereich von 7,0 bis 8,5.

[*c*] *Natrium-Ionen:* Die Lösung färbt beim Erhitzen am Platindraht die nichtleuchtende Flamme kräftig gelb.

[*d*] *Hydrogenkarbonat-Ionen:* 10,0 ml Lösung entwickeln nach Zusatz von 2,0 ml 5 N Salpetersäure unter Aufschäumen ein Gas, das Bariumhydroxid-RL trübt.

Gehaltsbestimmung

[*e*] *Natriumhydrogenkarbonat:* 20,00 ml Lösung werden nach Zusatz von 3 Tropfen Methylorange-I mit 1 N Salzsäure titriert. Nachdem die Lösung 120 s im Sieden gehalten und wieder auf 20 sC abgekühlt worden ist, wird die Titration zu Ende geführt.

1 ml 1 N Salzsäure ist 84,01 mg Natriumhydrogenkarbonat äquivalent.

Sonstige Prüfungen

[*f*] Die Lösung muß den unter „Injektions- und Infusionszubereitungen“ (XIV, 13.0.) angegebenen Forderungen entsprechen. Bei der Prüfung auf ungelöste Verunreinigungen ist jedes Behältnis zu prüfen und einzeln auszuwerten. Das Sichtergebnis darf bei keinem Behältnis größer als 4 sein.

[*g*] *Pyrogene Verunreinigungen* (X, 3.0.): Die Lösung muß den unter „Prüfung auf pyrogene Verunreinigungen“ angegebenen Forderungen entsprechen. Die Mischung aus 15,0 ml Lösung und 85,0 ml Wasser zur Injektion wird als Prüflösung verwendet.

Aufbewahrung

In Injektionsflaschen, Ampullen oder Infusionsflaschen mit einem Nennvolumen bis zu 120 ml.
Die Lösung ist innerhalb 24 h vor der Abgabe, wie unter „Injektions- und Infusionszubereitungen“ (XIV, 13.0.) angegeben, auf ungelöste Verunreinigungen zu prüfen, wobei jedes Behältnis zu prüfen und einzeln auszuwerten ist.
Das Sichtergebnis darf bei keinem Behältnis größer als 4 sein. Die Lösung ist einen Monat nach dieser Prüfung von der Verwendung als Arzneimittel auszuschließen.

Deklaration

Es muß zusätzlich der Hinweis „Achtung Konzentrat! In der Regel nur verdünnt anwenden!“ enthalten sein.

Solutio Natrii lactici 1000

Natriumlaktatlösung 1000

Die Lösung enthält je 1000 ml 1000 mval $Na^{\oplus}$ und 1000 mval Laktat-Ionen.
Gehalt 110,0 bis 114,3 g Natriumlaktat [$C_3H_5NaO_3$ (112,1)] je 1000 ml.

Zusammensetzung:	konzentrierte Natriumlaktatlösung	nach Bedarf
	Wasser zur Injektion	zu 1000,0 ml

Herstellung (XIV, 13.0.): Eine 112,1 g Natriumlaktat entsprechende Menge konzentrierte Natriumlaktatlösung und das Wasser zur Injektion werden gemischt. Die Lösung wird nach dem Herstellungsverfahren Nr. 1 oder 2 weiterbehandelt.

Beschreibung

Klare, farblose oder höchstens schwach gelbliche Flüssigkeit.
Geruch wahrnehmbar.
Geschmack salzig.

Identitätsprüfung

[*a*] *Reaktion:* Die Lösung zeigt einen pH-Wert (III, 7.0.) im Bereich von 5,5 bis 7,0.

[*b*] *Natrium-Ionen:* Die Lösung färbt beim Erhitzen am Platindraht die nichtleuchtende Flamme kräftig gelb.

[*c*] *Laktat-Ionen:* 1,0 ml Lösung wird in einem Reagenzglas mit 2,0 ml 3 N Schwefelsäure und 10,0 ml frisch bereiteter Kaliumpermanganatlösung (0,100 g/100,0 ml) versetzt. Das Reagenzglas wird mit einem kleinen Wattebausch locker verschlossen. Auf die Öffnung wird ein Stück Filterpapier gelegt, das mit frisch bereiteter Dinatriumpentazyanonitrosylferratlösung (1,00 g/100,0 ml) getränkt und auf das 1 Tropfen Piperazinlösung (40,0 g/100,0 ml) gegeben wurde. Die beim Erhitzen entweichenden Dämpfe färben das Filterpapier blau. Nach Zusatz von 1 Tropfen 3 N Natronlauge geht die Blaufärbung in eine schwache Rosafärbung über.

Gehaltsbestimmung

[*d*] *Natriumlaktat:* 2,00 ml Lösung werden nach Zusatz von 18,0 ml Wasser, wie unter „Bestimmung von Kationen durch Ionenaustausch" (VII, 11.0.) angegeben, behandelt.

1 ml 0,1 N Kalilauge ist 11,21 mg Natriumlaktat äquivalent.

Sonstige Prüfungen

[*e*] Die Lösung muß den unter „Injektions- und Infusionszubereitungen" (XIV, 13.0.) angegebenen Forderungen entsprechen.

[*f*] *Pyrogene Verunreinigungen* (X, 3.0.): Die Lösung muß den unter „Prüfung auf pyrogene Verunreinigungen" angegebenen Forderungen entsprechen. Die Mischung aus 15,0 ml Lösung und 85,0 ml Wasser zur Injektion wird als Prüflösung verwendet.

Aufbewahrung

In Injektionsflaschen, Ampullen oder in Infusionsflaschen mit einem Nennvolumen bis zu 120 ml.

Deklaration

Es muß zusätzlich der Hinweis „Achtung Konzentrat! Nur verdünnt anwenden!" enthalten sein.

Solutio Natrii lactici concentrata

Konzentrierte Natriumlaktatlösung

Gehalt 20,0 bis 22,0% Natriumlaktat [$C_3H_5NaO_3$ (112,1)].

Zusammensetzung:	Natriumhydroxid	$\frac{7494}{a}$ g
	Milchsäure	$\frac{16070}{b}$ g
	Wasser zur Injektion	zu 1000,0 g

a = nach „Natrium hydroxydatum", [*m*] ermittelter Gehalt des Natriumhydroxids an Gesamtalkali in Prozent, berechnet als Natriumhydroxid.

b = nach „Acidum lacticum", [*q*] ermittelter Gehalt der Milchsäure an DL-Milchsäure und veresterten Milchsäuren in Prozent, berechnet als wasserfreie Milchsäure.

Herstellung (XIV, 15.0.): Das Natriumhydroxid wird in der doppelten Menge Wasser zur Injektion gelöst und die Lösung vorsichtig zu der Milchsäure gegeben. Die Lösung wird nach dem Erkalten mit Wasser zur Injektion zu 800,0 g ergänzt und im Dampfsterilisator bei 121 bis 124 °C nach Ablauf der Ausgleichszeit 20 min erhitzt.
Nach dem Erkalten wird die Lösung durch Zusatz kleiner Mengen Milchsäure auf den pH-Wert von 7,0 eingestellt. Die Messung des pH-Wertes (III, 7.0.) ist potentiometrisch durchzuführen. Anschließend wird die Lösung mit Wasser zur Injektion zu 1000,0 g ergänzt, filtriert, in Infusionsflaschen abgefüllt und im Dampfsterilisator bei 121 bis 124 °C nach Ablauf der Ausgleichszeit 120 min behandelt.

Beschreibung

Klare, gelbliche Flüssigkeit.
Geruch wahrnehmbar.
Geschmack salzig.

Identitätsprüfung

[*a*] *Natrium-Ionen:* Die Lösung färbt beim Erhitzen am Platindraht die nichtleuchtende Flamme kräftig und anhaltend gelb.

[*b*] *Laktat-Ionen:* 10 Tropfen Lösung werden in einem Reagenzglas mit 2,0 ml 3 N Schwefelsäure und 10,0 ml frisch bereiteter Kaliumpermanganatlösung (0,100 g/100,0 ml) versetzt. Das Reagenzglas wird mit einem kleinen Wattebausch locker verschlossen. Auf die Öffnung wird ein Stück Filterpapier gelegt, das mit frisch bereiteter Dinatriumpentazyanonitrosylferratlösung (1,00 g/100,0 ml) getränkt und auf das 1 Tropfen Piperazinlösung (40,0 g/100,0 ml) gegeben wurde. Die beim Erhitzen entweichenden Dämpfe färben das Filterpapier blau. Nach Zusatz von 1 Tropfen 3 N Natronlauge geht die Blaufärbung in eine schwache Rosafärbung über.

3065
2. AB – DDR/690/75

Reinheitsprüfung

[*c*] *Reaktion:* Die Lösung muß einen pH-Wert (III, 7.0.) im Bereich von 6,0 bis 7,0 zeigen.

Gehaltsbestimmung

[*d*] *Natriumlaktat:* 1,0000 g Lösung wird nach Zusatz von 20,0 ml Wasser, wie unter „Bestimmung von Kationen durch Ionenaustausch" (VII, 15.0.) angegeben, behandelt.

1 ml 0,1 N Kalilauge ist 11,21 mg Natriumlaktat äquivalent.

Aufbewahrung

In Infusionsflaschen.

Deklaration

Nicht zur Infusion!

Die Lösung wird zur Herstellung der Natriumlaktatlösung 1000 verwendet.

Spiritus Anisi compositus

Zusammengesetzter Anisspiritus

Gehalt an Ammoniumchlorid [NH_4Cl (53,49)] 3,20 bis 3,40%.
Gehalt an Äthanol, berechnet als C_2H_5OH, 74,0 bis 82,0 Vol.-%.
Gehalt an Anisöl 3,0 bis 3,9 ml je 100 g.

Zusammensetzung:	Anisöl	33,0 g
	Ammoniumchlorid	33,0 g
	Äthanol	760,0 g
	Wasser	174,0 g

Herstellung (XIV, 4.0.): Das Anisöl und das Äthanol werden gemischt. Nach Zusatz der Lösung des Ammoniumchlorids in dem Wasser wird die Mischung geschüttelt.

Beschreibung

Klare, farblose Flüssigkeit.
Geruch nach Anisöl.
Geschmack brennend, süß und nach Anisöl.

Identitätsprüfung

[*a*] *Ammonium:* 2,0 ml der Lösung von [*d*] werden nach Zusatz von 2,0 ml 3 N Natronlauge erhitzt. Die entweichenden Dämpfe färben angefeuchtetes rotes Lackmuspapier blau.

[*b*] *Chlorid-Ionen:* 1,0 ml der Lösung von [*d*] gibt nach Zusatz von 1,0 ml Wasser, 10 Tropfen 5 N Salpetersäure und 1,0 ml 0,1 N Silbernitratlösung einen weißen Niederschlag, der sich nach Zusatz von 2,0 ml 6 N Ammoniaklösung löst.

[c] *Äthanol:* 10 Tropfen der Lösung von [*d*] werden mit 5,0 ml Kaliumdichromatlösung (5,0 g/100,0 ml) und 3,0 ml konzentrierter Schwefelsäure versetzt. In die entweichenden Dämpfe wird ein mit der unmittelbar vor der Verwendung bereiteten Mischung aus 9,5 ml frisch bereiteter Dinatriumpentazyanonitrosylferratlösung (1,00 g/100,0 ml) und 0,50 ml Piperidin angefeuchtetes Stück Filterpapier gehalten. Dieses zeigt eine kräftig blaue Färbung.

[*d*] *Anisöl:* 5,0 ml Arzneispiritus geben nach Zusatz von 5,0 ml Wasser eine weiße Trübung, die nach Zusatz von 5,0 ml Äther beim Schütteln wieder verschwindet. Die wäßrige Schicht wird abgetrennt.
Diese Lösung ist für die Prüfungen nach [*a*], [*b*] und [*c*] aufzubewahren.

Gehaltsbestimmung

[e] *Ammoniumchlorid:* 3,0000 g Arzneispiritus werden mit 10,0 ml Wasser, 3,0 ml 5 N Salpetersäure und 25,00 ml 0,1 N Silbernitratlösung versetzt. Nach Zusatz von 5,0 ml Eisen(III)-ammoniumsulfat-I und 5,0 ml Nitrobenzol wird der Überschuß an 0,1 N Silbernitratlösung mit 0,1 N Ammoniumthiozyanatlösung bis zur rötlichgelben Färbung titriert.

1 ml 0,1 N Silbernitratlösung ist 5,349 mg Ammoniumchlorid äquivalent.

[f] *Äthanol:* 25,00 ml Arzneispiritus werden, wie unter „Bestimmung des Äthanolgehaltes" (VII, 2.0.) angegeben, behandelt.

[g] *Anisöl:* 15,00 g Arzneispiritus werden in einem 100-ml-Kassiakolben mit 10,0 ml 6 N Schwefelsäure sowie 60,0 ml Magnesiumsulfat-RL versetzt und in einem Wasserbad von 30 bis 35 °C 60 min erwärmt. Nach dem Erkalten wird so viel Magnesiumsulfat-RL in den Kassiakolben gegeben, daß sich das Anisöl im graduierten Kolbenhals sammelt. Danach wird das Volumen des Anisöles abgelesen.

Berechnung:

$$\text{Milliliter Anisöl je 100 g Arzneispiritus} = \frac{99a}{Ew}$$

a = Volumen des Anisöles in Milliliter.
Ew = Einwaage des Arzneispiritus in Gramm.

Aufbewahrung

Vor Licht geschützt.
Höchstens 6 Monate.

Spiritus Jodi concentratus

Konzentrierter Jodspiritus

Gehalt an Jod [J (126,9)] 6,65 bis 7,35% und an Kaliumjodid [KJ (166,0)] 2,85 bis 3,15%. Gehalt an Äthanol, berechnet als C_2H_5OH, 85,0 bis 91,0 Vol.-%.

Zusammensetzung:	Kaliumjodid	3,0 g
	Jod	7,0 g
	Wasser	7,0 g
	Äthanol	zu 100,0 g

Herstellung (XIV, 4.0.): Das Kaliumjodid wird in dem Wasser gelöst. In der Lösung wird das gepulverte Jod unter Rühren gelöst und diese Lösung mit Äthanol zu 100,0 g ergänzt.

Beschreibung

Dunkelrotbraune Flüssigkeit.
Geruch nach Jod und Äthanol.

Identitätsprüfung

[*a*] *Kalium-Ionen:* Der Rückstand von [*d*] wird in 2,5 ml Wasser gelöst.
5 Tropfen der Lösung sind für die Prüfung nach [*b*] aufzubewahren.
2,0 ml der Lösung geben nach Zusatz von 1,0 ml Wasser, 1,0 ml 3 N Salzsäure und 10 Tropfen 6 N Perchlorsäure einen weißen, kristallinen Niederschlag.

[*b*] *Jodid-Ionen:* 5 Tropfen der Lösung von [*a*] werden nach Zusatz von 3,0 ml Wasser, 5 Tropfen 3 N Schwefelsäure, 3,0 ml Chloroform und 5 Tropfen frisch bereiteter Tosylchloramid-Natrium-Lösung (5,0 g/100,0 ml) geschüttelt. Nach dem Entmischen zeigt die Chloroformschicht eine violette Färbung.

[*c*] *Jod:* 1 Tropfen Arzneispiritus wird mit 5,0 ml Wasser und 1,0 ml Stärke-I versetzt. Die Lösung zeigt eine blaue Färbung, die beim Erwärmen verschwindet und beim Erkalten wieder erscheint.

[*d*] *Jod:* 10,0 ml Arzneispiritus werden auf dem Wasserbad zur Trockne eingedampft. Der entstandene Rückstand zeigt eine schwarzbraune Färbung und entwickelt beim Erhitzen violette Dämpfe. Danach zeigt dieser Rückstand eine weiße Färbung.
Der Rückstand ist für die Prüfung nach [*a*] aufzubewahren.

[*e*] *Äthanol:* 1,0 ml Arzneispiritus gibt nach Zusatz von 1,0 ml 0,1 N Jodlösung und 1,0 ml 3 N Natronlauge einen gelben Niederschlag. Es ist der Geruch des Jodoforms wahrnehmbar.

Gehaltsbestimmung

[*f*] *Jod:* 1,5000 g Arzneispiritus werden nach Zusatz von 5,0 ml Wasser mit 0,1 N Natriumthiosulfatlösung titriert (Feinbürette).
Die Lösung ist für die Prüfung nach [*g*] aufzubewahren.
1 ml 0,1 N Natriumthiosulfatlösung ist 12,69 mg Jod äquivalent.

[*g*] *Kaliumjodid:* Die Lösung von [*f*] wird nach Zusatz von 5,0 ml Wasser, 1,0 ml 5 N Essigsäure und 5 Tropfen Eosin-Natrium-I mit 0,1 N Silbernitratlösung bis zum Farbumschlag nach Rot titriert.

Berechnung:

$$\% \text{ Kaliumjodid} = \frac{1{,}66(b - a)}{Ew}$$

a = Anzahl Milliliter verbrauchter 0,1 N Natriumthiosulfatlösung von [*f*].
b = Anzahl Milliliter verbrauchter 0,1 N Silbernitratlösung.
Ew = Einwaage des Arzneispiritus in Gramm.

[*h*] *Äthanol* (VII, 2.0.): 25,00 ml Arzneispiritus werden nach Zusatz von 6,0 g Zinkstaub, wie unter „Bestimmung des Äthanolgehaltes" angegeben, behandelt.

Aufbewahrung

Vorsichtig!
Vor Licht geschützt.

Dosierung

Einzelmaximaldosis: oral 0,5 g

Tagesmaximaldosis: oral 1,5 g

Spiritus Jodi dilutus

Verdünnter Jodspiritus

Gehalt an Jod [J (126,9)] 3,33 bis 3,68% und an Kaliumjodid [KJ (166,0)] 1,43 bis 1,58%.
Gehalt an Äthanol, berechnet als C_2H_5OH, 85,0 bis 91,0 Vol.-%.

Zusammensetzung:	konzentrierter Jodspiritus	50,0 g
	Wasser	5,0 g
	Äthanol	45,0 g

Herstellung (XIV, 4.0.): Der konzentrierte Jodspiritus wird mit der Mischung aus dem Wasser und dem Äthanol versetzt und gemischt.

Beschreibung

Dunkelrotbraune Flüssigkeit.
Geruch nach Jod und Äthanol.

Identitätsprüfung

[*a*] *Kalium-Ionen:* Der Rückstand von [*d*] wird in 2,5 ml Wasser gelöst.
5 Tropfen der Lösung sind für die Prüfung nach [*b*] aufzubewahren.
2,0 ml der Lösung geben nach Zusatz von 1,0 ml Wasser, 1,0 ml 3 N Salzsäure und 10 Tropfen 6 N Perchlorsäure einen weißen, kristallinen Niederschlag.

[*b*] *Jodid-Ionen:* 5 Tropfen der Lösung von [*a*] werden nach Zusatz von 3,0 ml Wasser, 5 Tropfen 3 N Schwefelsäure, 3,0 ml Chloroform und 5 Tropfen frisch bereiteter Tosylchloramid-Natrium-Lösung (5,0 g/100,0 ml) geschüttelt. Nach dem Entmischen zeigt die Chloroformschicht eine violette Färbung.

[*c*] *Jod:* 2 Tropfen Arzneispiritus werden mit 5,0 ml Wasser und 1,0 ml Stärke-I versetzt. Die Lösung zeigt eine blaue Färbung, die beim Erwärmen verschwindet und beim Erkalten wieder erscheint.

[*d*] *Jod:* 10,0 ml Arzneispiritus werden auf dem Wasserbad zur Trockne eingedampft. Der entstandene Rückstand zeigt eine schwarzbraune Färbung und entwickelt beim Erhitzen violette Dämpfe. Danach zeigt dieser Rückstand eine weiße Färbung.
Der Rückstand ist für die Prüfung nach [*a*] aufzubewahren.

[*e*] *Äthanol:* 1,0 ml Arzneispiritus gibt nach Zusatz von 1,0 ml 0,1 N Jodlösung und 1,0 ml 3 N Natronlauge einen gelben Niederschlag. Es ist der Geruch des Jodoforms wahrnehmbar.

Gehaltsbestimmung

[*f*] *Jod:* 3,0000 g Arzneispiritus werden nach Zusatz von 5,0 ml Wasser mit 0,1 N Natriumthiosulfatlösung titriert (Feinbürette).
Die Lösung ist für die Prüfung nach [*g*] aufzubewahren.

1 ml 0,1 N Natriumthiosulfatlösung ist 12,69 mg Jod äquivalent.

[*g*] *Kaliumjodid:* Die Lösung von [*f*] wird nach Zusatz von 5,0 ml Wasser, 1,0 ml 5 N Essigsäure und 5 Tropfen Eosin-Natrium-I mit 0,1 N Silbernitratlösung bis zum Farbumschlag nach Rot titriert.

Berechnung:

$$\% \text{ Kaliumjodid} = \frac{1{,}66(b - a)}{Ew}$$

a = Anzahl Milliliter verbrauchter 0,1 N Natriumthiosulfatlösung von [*f*].
b = Anzahl Milliliter verbrauchter 0,1 N Silbernitratlösung.
Ew = Einwaage des Arzneispiritus in Gramm.

[*h*] *Äthanol* (VII, 2.0.): 25,00 ml Arzneispiritus werden nach Zusatz von 3,00 g Zinkstaub, wie unter „Bestimmung des Äthanolgehaltes" angegeben, behandelt.

Aufbewahrung

Vorsichtig!
Vor Licht geschützt.

Dosierung

Einzelmaximaldosis: oral 1 g Tagesmaximaldosis: oral 3 g

Spiritus Menthae piperitae

Pfefferminzspiritus

Gehalt an Pfefferminzöl 9,5 bis 11,0%.
Gehalt an Äthanol, berechnet als C_2H_5OH, 83,0 bis 89,0 Vol.-%.

Zusammensetzung: Pfefferminzöl 100,0 g
Äthanol 900,0 g

Herstellung (XIV, 15.0.): Die Bestandteile werden gemischt.

Beschreibung

Klare oder höchstens schwach trübe, farblose Flüssigkeit.
Geruch nach Pfefferminzöl.
Geschmack brennend, nach Menthol.

Löslichkeit: Äthanol, Äther. . . . . mischbar

Identitätsprüfung

[a] *Menthol:* Die Prüfung wird, wie unter „Dünnschichtchromatografische Prüfung" (III, 12.0.) angegeben, durchgeführt.
Adsorptionsschicht: Kieselgel G
Aufzutragende Lösung: 2,00 ml Arzneispiritus werden in Chloroform zu 10,0 ml gelöst. 8 bis 10 µl der Lösung werden als Startfleck a aufgetragen.
Aufzutragende Lösung der Testsubstanz: 0,040 g Menthol-Standard werden in 5,0 ml Chloroform gelöst. 10,0 µl der Lösung werden als Startfleck b aufgetragen.
Laufmittel: Benzol-Äthylazetat (95 + 5)
Laufstrecke: 15 cm
Trocknung: Die Dünnschichtplatte wird an der Luft 10 min aufbewahrt.
Detektion: Reagenz: Vanillin-Schwefelsäure-RL
Die Dünnschichtplatte wird nach dem Besprühen mit dem Reagenz bei 120 °C 10 min erhitzt. Nach dem Erkalten wird das Chromatogramm unverzüglich betrachtet.
Auswertung: Der R_F-Wert des violetten oder rotvioletten Testsubstanzfleckes muß im Bereich von 0,20 bis 0,35 liegen.
Das Chromatogramm zeigt über dem Startpunkt a einen violetten oder rotvioletten Fleck mit dem R_F-Wert der Testsubstanz und einen orangefarbenen Fleck mit einem R_X-Wert im Bereich von 2,90 bis 3,20. Weitere Flecke sind vorhanden.

[b] *Äthanol:* 0,50 ml Arzneispiritus werden mit 5,0 ml Kaliumdichromatlösung (5,0 g/100,0 ml) und 3,0 ml konzentrierter Schwefelsäure versetzt. In die entweichenden

Dämpfe wird ein mit der unmittelbar vor der Verwendung bereiteten Mischung aus 9,5 ml frisch bereiteter Dinatriumpentazyanonitrosylferratlösung (1,00 g/100,0 ml) und 1 Tropfen Piperazinlösung (40,0 g/100,0 ml) angefeuchtetes Stück Filterpapier gehalten. Dieses zeigt eine kräftig blaue Färbung.

Gehaltsbestimmung

[*c*] *Pfefferminzöl:* 10,00 g Arzneispiritus werden in einem 100-ml-Kassiakolben mit 10,0 ml 6 N Schwefelsäure und 60,0 ml Natriumchlorid-RL versetzt. Die Mischung wird 5 min geschüttelt und anschließend in einem Wasserbad von 30 bis 35 °C 120 min erwärmt. In den Kassiakolben wird so viel Natriumchlorid-RL gegeben, daß sich das abgeschiedene Pfefferminzöl im graduierten Kolbenhals sammelt. Danach wird das Volumen des Pfefferminzöles bei 20,0 °C abgelesen.

Berechnung:

$$\% \text{ Pfefferminzöl} = \frac{90{,}5a}{Ew}$$

a = Volumen des Pfefferminzöles in Milliliter.
Ew = Einwaage des Arzneispiritus in Gramm.

[*d*] *Äthanol* (VII, 2.0.): 25,00 ml Arzneispiritus werden in einem Scheidetrichter mit 5,0 ml Wasser, 25,0 ml Natriumchlorid-RL sowie 25,0 ml Petroläther versetzt und 120 s geschüttelt. Die wäßrige Schicht wird in den Rundkolben [A] gegeben. Die Petrolätherschicht wird mit 25,0 ml Natriumchlorid-RL ausgeschüttelt und diese wäßrige Schicht ebenfalls in den Rundkolben [A] gegeben. Die vereinigten wäßrigen Auszüge werden nach Zusatz von 40,0 ml Wasser, wie unter „Bestimmung des Äthanolgehaltes" angegeben, behandelt.

Aufbewahrung

Vor Licht geschützt.
Höchstens 2 Jahre.

Tinctura amara

Bittere Tinktur

Gehalt an Äthanol, berechnet als C_2H_5OH, 62,0 bis 68,0 Vol.-%.

Zusammensetzung:

Wermuttinktur	5,0 g
Kalmustinktur	20,0 g
Pomeranzentinktur	25,0 g
Enziantinktur	50,0 g

Herstellung (XIV, 23.0.): Die Bestandteile werden gemischt.

Beschreibung

Gelbbräunliche Flüssigkeit (Betrachtung im Gegenlicht).
Geruch aromatisch.
Geschmack stark bitter.

Identitätsprüfung

[*a*] *Enziantinktur:* Die Prüfung wird, wie unter „Dünnschichtchromatografische Prüfung" (III, 12.0.) angegeben, durchgeführt.

Adsorptionsschicht: Kieselgel G. Die Glasplatte wird mit der doppelten Menge der Adsorbenssuspension beschichtet.

Aufzutragende Lösung: 5,00 ml Tinktur werden auf dem Wasserbad auf 1,0 ml eingedampft und mit 10,0 ml 1 N Schwefelsäure versetzt. Die Mischung wird mit 5,0 ml Äther ausgeschüttelt. Die wäßrige Schicht wird zum Sieden erhitzt, auf 20 °C abgekühlt und anschließend filtriert. Das Filtrat wird mit 5,0 ml 6 N Ammoniaklösung versetzt, auf 20 °C abgekühlt und nach Zusatz von 5,0 ml Äther vorsichtig geschüttelt. 2,00 ml der Ätherlösung werden auf 20 bis 50 µl eingedampft und als Startband a aufgetragen.

Aufzutragende Lösung der Testsubstanz: 0,010 g Papaverinhydrochlorid-Vergleichssubstanz wird in 10,0 ml Chloroform gelöst. 10,0 µl der Lösung werden als Startfleck b aufgetragen.

Laufmittel: Äthylazetat—Methanol—Wasser (100 + 17 + 13)

Trocknung: Die Dünnschichtplatte wird in einem Heißluftstrom getrocknet, bis das Laufmittel verdunstet ist.

Detektion: Reagenz: Jodplateat-RL

Die Dünnschichtplatte wird mit dem Reagenz besprüht, bis sie gerade durchfeuchtet ist.

Auswertung: Der R_F-Wert des blauvioletten oder bräunlichvioletten Testsubstanzfleckes muß im Bereich von 0,50 bis 0,70 liegen.

Das Chromatogramm zeigt über der Startlinie a einen gelbbraunen oder grünbraunen Fleck mit einem R_X-Wert im Bereich von 0,90 bis 1,0. Weitere Flecke sind vorhanden.

[b] *Kalmustinktur:* Die Prüfung wird, wie unter „Dünnschichtchromatografische Prüfung" (III, 12.0.) angegeben, durchgeführt.

Adsorptionsschicht: Kieselgel G

Aufzutragende Lösung: 6,00 ml Tinktur werden in einem 50-ml-Erlenmeyerkolben mit 10,0 ml Wasser versetzt. Der Erlenmeyerkolben wird mit einem Stopfen verschlossen, durch den ein 2mal rechtwinklig gebogenes Glasrohr von 5 mm Durchmesser und 40 cm Länge geführt wird. Der zweite Schenkel des Glasrohres wird in ein Reagenzglas eingeführt, das in kaltem Wasser gekühlt wird. Die Mischung wird zum Sieden erhitzt. Es wird langsam destilliert, bis 3,9 bis 4,1 ml Destillat übergegangen sind. Das Destillat wird mit 4,00 ml Wasser versetzt und mit 6,00 ml n-Pentan ausgeschüttelt.

2,00 ml der n-Pentanlösung sind für die Prüfung nach [c] aufzubewahren.

2,00 ml der n-Pentanlösung werden auf 20 bis 50 µl eingedampft und als Startfleck a aufgetragen.

Aufzutragende Lösung der Testsubstanz: 0,020 g Sudanrot G werden in 10,0 ml Chloroform gelöst. 2,0 µl der Lösung werden als Startfleck b aufgetragen.

Laufmittel: Benzol—Äthylazetat (95 + 5)

Detektion: Reagenz: Antimon(III)-chlorid-RL*

Die noch feuchte Dünnschichtplatte wird nach dem Besprühen mit dem Reagenz bei 120 °C 5 min erhitzt.

Auswertung: Der R_F-Wert des rotvioletten Testsubstanzfleckes muß im Bereich von 0,35 bis 0,50 liegen.

Das Chromatogramm zeigt über dem Startpunkt a einen bläulichgrauen oder grünlichgrauen Fleck mit einem R_X-Wert im Bereich von 0,80 bis 1,0. Weitere Flecke sind vorhanden.

[c] *Pomeranzentinktur:* Die Prüfung wird, wie unter „Dünnschichtchromatografische Prüfung" (III, 12.0.) angegeben, durchgeführt.

Adsorptionsschicht: Kieselgel G

Aufzutragende Lösung: 2,00 ml der n-Pentanlösung von [b] werden auf 20 bis 50 µl eingedampft und als Startfleck a aufgetragen.

Aufzutragende Lösung der Testsubstanz: 0,050 ml Dipenten-Vergleichssubstanz werden in 10,0 ml Chloroform gelöst. 8 bis 10 µl der Lösung werden als Startfleck b aufgetragen.

Laufmittel: Zyklohexan

Detektion: Reagenz: Vanillin-Schwefelsäure-RL

Die noch feuchte Dünnschichtplatte wird nach dem Besprühen mit dem Reagenz bei

120 °C 10 min erhitzt. Nach dem Erkalten wird das Chromatogramm im Tageslicht und im ultravioletten Licht betrachtet.

Auswertung: Der R_F-Wert des Testsubstanzfleckes muß im Bereich von 0,55 bis 0,70 liegen.

Das Chromatogramm zeigt über dem Startpunkt a einen Fleck mit dem R_F-Wert des Fleckes der Testsubstanz. Beide Flecke zeigen im Tageslicht eine bläuliche und im ultravioletten Licht eine hellbräunliche oder hellviolettbräunliche Färbung. Weitere Flecke sind vorhanden.

[*d*] *Äthanol:* 1,00 ml Tinktur wird mit 5,0 ml Kaliumdichromatlösung (5,0 g/100,0 ml) und 3,0 ml konzentrierter Schwefelsäure versetzt. In die entweichenden Dämpfe wird ein mit der unmittelbar vor der Verwendung bereiteten Mischung aus 9,5 ml frisch bereiteter Dinatriumpentazyanonitrosylferratlösung (1,00 g/100,0 ml) und 0,50 ml Piperidin angefeuchtetes Stück Filterpapier gehalten. Dieses zeigt eine kräftig blaue Färbung.

Gehaltsbestimmung

[*e*] *Äthanol* (VII, 2.0.): 25,00 ml Tinktur werden, wie unter „Bestimmung des Äthanolgehaltes" angegeben, behandelt.

Wertbestimmung

[*f*] *Bitterwert* (XI, 7.0.): 1,00 ml Tinktur wird mit Trinkwasser zu 750,0 ml aufgefüllt und die Lösung, wie unter „Bestimmung des Bitterwertes" angegeben, behandelt.

Aufbewahrung

Vor Licht geschützt.
Höchstens 2 Jahre.

Tinctura carminativa

Blähungstreibende Tinktur

Gehalt an Äthanol, berechnet als C_2H_5OH, 61,0 bis 67,0 Vol.-%.

Zusammensetzung:	Kamillenfluidextrakt	10,0 g
	Fencheltinktur	30,0 g
	Kalmustinktur	30,0 g
	Pfefferminztinktur	30,0 g

Herstellung (XIV, 23.0.): Die Bestandteile werden gemischt.

Beschreibung

Grünlichbräunliche Flüssigkeit (Betrachtung im Gegenlicht).
Geruch aromatisch.
Geschmack brennend, aromatisch und schwach bitter.

Identitätsprüfung

[*a*] *Fencheltinktur, Kalmustinktur:* Die Prüfung wird, wie unter „Dünnschichtchromatografische Prüfung" (III, 12.0.) angegeben, durchgeführt.

Adsorptionsschicht: Kieselgel G

Aufzutragende Lösung: 3,00 ml Tinktur werden in einem 50-ml-Erlenmeyerkolben mit 10,0 ml Wasser und 5 Tropfen Silikonölemulsion versetzt. Der Erlenmeyerkolben wird mit einem Stopfen verschlossen, durch den ein 2mal rechtwinklig gebogenes Glasrohr von 5 mm Durchmesser und 40 cm Länge geführt wird. Der zweite Schenkel des Glasrohres wird in ein Reagenzglas eingeführt, das in kaltem Wasser gekühlt wird. Die Mischung wird zum Sieden erhitzt. Es wird langsam destilliert, bis 1,9 bis 2,1 ml Destillat übergangen sind. Das Destillat wird mit 2,00 ml Wasser versetzt und mit 3,00 ml n-Pentan ausgeschüttelt.

1,00 ml der n-Pentanlösung ist für die Prüfung nach [*b*] aufzubewahren.

0,50 ml der n-Pentanlösung werden auf 20 bis 50 µl eingedampft und als Startfleck a aufgetragen.

Aufzutragende Lösung der Testsubstanz: 0,020 g Sudanrot G werden in 10,0 ml Chloroform gelöst. 2,0 µl der Lösung werden als Startfleck b aufgetragen.

Laufmittel: Benzol—Äthylazetat (95 + 5)

Detektion: Reagenz: Vanillin-Schwefelsäure-RL

Die noch feuchte Dünnschichtplatte wird mit dem Reagenz besprüht und bei 120°C 5 min erhitzt.

Auswertung: Der R_F-Wert des roten Testsubstanzfleckes muß im Bereich von 0,35 bis 0,50 liegen.
Das Chromatogramm zeigt über dem Startpunkt a einen rötlichen Fleck mit einem R_X-Wert im Bereich von 1,50 bis 1,70 und einen rotvioletten Fleck mit einem R_X-Wert im Bereich von 0,80 bis 1,0. Weitere Flecke sind vorhanden.

[b] *Kamillenfluidextrakt:* Die Prüfung wird, wie unter „Dünnschichtchromatografische Prüfung" (III, 12.0.) angegeben, durchgeführt.
Adsorptionsschicht: Kieselgel G
Aufzutragende Lösung: 1,00 ml der n-Pentanlösung von [a] wird auf 20 bis 50 µl eingedampft und als Startfleck a aufgetragen.
Aufzutragende Lösung der Testsubstanz: 0,020 g Sudanrot G werden in 10,0 ml Chloroform gelöst. 2,0 µl der Lösung werden als Startfleck b aufgetragen.
Laufmittel: Benzol—Äthylazetat (95 + 5)
Detektion: Reagenz: Dimethylaminobenzaldehyd-RL**
Die noch feuchte Dünnschichtplatte wird mit 4,0 bis 4,5 ml Reagenz besprüht und bei 120 °C 15 min erhitzt.
Auswertung: Der R_F-Wert des rotvioletten Testsubstanzfleckes muß im Bereich von 0,35 bis 0,50 liegen.
Das Chromatogramm zeigt über dem Startpunkt a einen roten Fleck mit einem R_X-Wert im Bereich von 0,40 bis 0,50. Weitere Flecke sind vorhanden.

Gehaltsbestimmung

[c] *Äthanol* (VII, 2.0.): 25,00 ml Tinktur werden, wie unter „Bestimmung des Äthanolgehaltes" angegeben, behandelt.

Aufbewahrung

Vor Licht geschützt.
Höchstens 2 Jahre.

Tinctura Chinae

Chinatinktur

Gehalt an Alkaloiden, berechnet als äquimolares Gemisch von Chinin und Zinchonin ($C_{20}H_{24}N_2O_2$ und $C_{19}H_{22}N_2O$, durchschnittliche relative Molekülmasse 309,4), 0,70 bis 0,80 %.
Gehalt an Äthanol, berechnet als C_2H_5OH, 62,0 bis 67,0 Vol.-%.

Zusammensetzung:	Chinaextrakt	5,2 g
	Ameisensäure	1,5 g
	Äthanol (70 Vol.-%)	zu 100,0 g

Herstellung (XIV, 23.0.): Die Mischung wird unter wiederholtem Schütteln 30 min stehengelassen und danach filtriert.

Beschreibung

Rotbraune Flüssigkeit (Betrachtung im Gegenlicht).
Geruch wahrnehmbar.
Geschmack stark bitter.

Identitätsprüfung

[a] *Chinaextrakt:* Die Prüfung wird, wie unter „Dünnschichtchromatografische Prüfung" (III, 12.0.) angegeben, durchgeführt.
Adsorptionsschicht: Kieselgel G
Aufzutragende Lösung: 2,0 ml Tinktur werden in einer Porzellanschale auf dem Wasserbad bis nahezu zur Trockne eingedampft. Der Rückstand wird mit 10,0 ml 1 N Schwefelsäure versetzt und 3 min auf dem Wasserbad stehengelassen. Die Mischung wird nach dem Erkalten filtriert und das Filtrat unter Waschen des Filters mit Wasser zu 10,0 ml aufgefüllt. 4,0 ml der Lösung werden nach Zusatz von 5,0 ml 6 N Ammoniaklösung und 10,0 ml Äther geschüttelt. 25 bis 27 µl der abgetrennten Ätherlösung werden als Startfleck a aufgetragen.
Aufzutragende Lösung der Testsubstanz: 0,0050 g Chininhydrochlorid-Vergleichssubstanz werden mit 1 Tropfen 6 N Ammoniaklösung versetzt und in 20,0 ml Methanol gelöst. 8 bis 10 µl der Lösung werden als Startfleck b aufgetragen.
Laufmittel: Benzol—Methanol (80 + 20)
Trocknung: Die Dünnschichtplatte wird an der Luft aufbewahrt, bis das Laufmittel verdunstet ist.

Detektion: Reagenz I: 0,1 N Schwefelsäure
Reagenz II: Kaliumtetrajodowismutat(III)-RL*
Die Dünnschichtplatte wird mit dem Reagenz I besprüht und im ultravioletten Licht betrachtet. Danach wird die Dünnschichtplatte mit dem Reagenz II besprüht und im Tageslicht betrachtet.

Auswertung: Der R_F-Wert des Testsubstanzfleckes muß im Bereich von 0,25 bis 0,50 liegen.
Das Chromatogramm zeigt über dem Startpunkt a einen Fleck mit dem R_F-Wert des Fleckes der Testsubstanz. Beide Flecke fluoreszieren im ultravioletten Licht blau und zeigen nach dem Besprühen mit dem Reagenz II im Tageslicht eine orangebraune Färbung. Weitere Flecke können vorhanden sein.

[b] *Ameisensäure:* 3,0 ml Tinktur geben nach Zusatz von 1,00 ml Silbernitrat-RL einen braunen Niederschlag. Beim Erhitzen im Wasserbad entsteht allmählich ein silberglänzender Beschlag an der Reagenzglaswand.

[c] *Äthanol:* 1,00 ml Tinktur wird mit 5,0 ml Kaliumdichromatlösung (5,0 g/100,0 ml) und 3,0 ml konzentrierter Schwefelsäure versetzt. In die entweichenden Dämpfe wird ein mit der unmittelbar vor der Verwendung bereiteten Mischung aus 9,5 ml frisch bereiteter Dinatriumpentazyanonitrosylferratlösung (1,00 g/100,0 ml) und 0,50 ml Piperidin angefeuchtetes Stück Filterpapier gehalten. Dieses zeigt eine kräftig blaue Färbung.

Gehaltsbestimmung

[d] *Alkaloide:* 20,00 g Tinktur werden in einem 100-ml-Erlenmeyerkolben auf dem Wasserbad auf 5,0 g eingedampft. Nach dem Erkalten und Zusatz von 20,00 g Chloroform wird die Mischung 60 s und nach darauffolgendem Zusatz von 3,00 g 15 N Natronlauge in dem verschlossenen Gefäß 10 min kräftig geschüttelt. In der Mischung dürfen keine Klümpchen mehr erkennbar sein. Nach Zusatz von 40,00 g Äther wird erneut 120 s und nach darauffolgendem Zusatz von 2,00 g Tragantpulver so lange geschüttelt, bis die überstehende Schicht klar ist. Diese wird durch Watte filtriert, die sich in einem Trichter von etwa 6 cm Durchmesser befindet. Während der Filtration ist der Trichter mit einem Uhrglas zu bedecken. 48,0 g des klaren Filtrates werden in einen 100-ml-Erlenmeyerkolben gegeben. Das Lösungsmittel wird auf einem Wasserbad von 40 bis 50 °C soweit wie möglich abdestilliert, der Rest des Lösungsmittels durch Einblasen von Luft entfernt und der Rückstand in 10,0 ml Äthanol unter mäßigem Erwärmen gelöst. Die Lösung wird nach Zusatz von 10,0 ml kohlendioxidfreiem Wasser und 5 Tropfen Methylrot-I mit 0,1 N Salzsäure bis zur ersten Farbabweichung von Gelb titriert (Feinbürette). Danach wird die Lösung mit 40 ml kohlendioxidfreiem Wasser versetzt und erneut bis zur ersten Farbabweichung von Gelb titriert.

Berechnung:

$$\% \text{ Alkaloide, berechnet als äquimolares Gemisch von Chinin und Zinchonin} = \frac{3{,}87a}{Ew}$$

a = Anzahl Milliliter verbrauchter 0,1 N Salzsäure.
Ew = Einwaage der Tinktur in Gramm.

[*e*] *Äthanol* (VII, 2.0.): 25,00 ml Tinktur werden, wie unter „Bestimmung des Äthanolgehaltes“ angegeben, behandelt.

Aufbewahrung

Vor Licht geschützt.
Höchstens ein Jahr.

Tinctura Chinae composita

Zusammengesetzte Chinatinktur

Gehalt an Äthanol, berechnet als C_2H_5OH, 62,0 bis 68,0 Vol.-%.

Zusammensetzung:	Enziantinktur	20,0 g
	Pomeranzentinktur	20,0 g
	Chinatinktur	60,0 g

Herstellung (XIV, 23.0.): Die Bestandteile werden gemischt.

Beschreibung

Dunkelrote Flüssigkeit (Betrachtung im Gegenlicht).
Geruch aromatisch.
Geschmack brennend, aromatisch und bitter.

Identitätsprüfung

[a] *Chinatinktur:* Die Prüfung wird, wie unter „Dünnschichtchromatografische Prüfung" (III, 12.0.) angegeben, durchgeführt.

Adsorptionsschicht: Kieselgel G

Aufzutragende Lösung: 1,00 ml Tinktur wird auf dem Wasserbad zur Trockne eingedampft. Der Rückstand wird mit 10,0 ml 1 N Schwefelsäure versetzt und die Mischung zum Sieden erhitzt. Nach dem Abkühlen auf 20 °C und Zusatz von 5,0 ml 6 N Ammoniaklösung wird die Mischung filtriert. Das Filtrat wird nach Zusatz von 5,0 ml Äther vorsichtig geschüttelt. 48 bis 50 µl der abgetrennten Ätherlösung werden als Startband a aufgetragen.

Aufzutragende Lösung der Testsubstanz: 0,0050 g Chininhydrochlorid-Vergleichssubstanz werden mit 1 Tropfen 6 N Ammoniaklösung versetzt und in 20,0 ml Methanol gelöst. 18 bis 20 µl der Lösung werden als Startband b aufgetragen.

Laufmittel: Äthylazetat—Methanol—Wasser (100 + 17 + 13)

Trocknung: Die Dünnschichtplatte wird an der Luft aufbewahrt, bis das Laufmittel verdunstet ist.

Detektion: Reagenz I: 0,1 N Schwefelsäure

Reagenz II: Kaliumtetrajodowismutat(III)-RL*. Die Dünnschichtplatte wird mit dem Reagenz I besprüht und im ultravioletten Licht betrachtet. Danach wird die Dünnschichtplatte mit dem Reagenz II besprüht und im Tageslicht betrachtet.

Auswertung: Der R_F-Wert des Testsubstanzfleckes muß im Bereich von 0,25 bis 0,50 liegen.

Das Chromatogramm zeigt über der Startlinie a einen Fleck mit dem R_F-Wert des Fleckes der Testsubstanz.

Beide Flecke fluoreszieren im ultravioletten Licht blau und zeigen nach dem Besprühen mit dem Reagenz II im Tageslicht eine orangebraune Färbung. Weitere Flecke sind vorhanden.

[b] *Pomeranzentinktur:* Die Prüfung wird, wie unter „Dünnschichtchromatografische Prüfung" (III, 12.0.) angegeben, durchgeführt.

Adsorptionsschicht: Kieselgel G

Aufzutragende Lösung: 10,0 ml Tinktur werden mit 2,00 ml n-Pentan versetzt und geschüttelt. 28 bis 30 µl der n-Pentanlösung werden als Startfleck a aufgetragen.

Aufzutragende Lösung der Testsubstanz: 0,050 ml Dipenten werden in 10,0 ml Chloroform gelöst. 8 bis 10 µl der Lösung werden als Startfleck b aufgetragen.

Laufmittel: Zyklohexan

Detektion: Reagenz: Vanillin-Schwefelsäure-RL

Die noch feuchte Dünnschichtplatte wird mit dem Reagenz besprüht und bei 120 °C 10 min erhitzt. Nach dem Erkalten wird das Chromatogramm im Tageslicht und im ultravioletten Licht betrachtet.

Auswertung: Der R_F-Wert des Testsubstanzfleckes muß im Bereich von 0,55 bis 0,70 liegen.

Das Chromatogramm zeigt über dem Startpunkt a einen Fleck mit dem R_F-Wert des Fleckes der Testsubstanz.

Beide Flecke zeigen im Tageslicht eine bläuliche und im ultravioletten Licht eine hellbräunliche oder hellviolettbräunliche Färbung. Weitere Flecke sind vorhanden.

[c] *Äthanol:* 1,00 ml Tinktur wird mit 5,0 ml Kaliumdichromatlösung (5,0 g/100,0 ml) und 3,0 ml konzentrierter Schwefelsäure versetzt. In die entweichenden Dämpfe wird ein mit der unmittelbar vor der Verwendung bereiteten Mischung aus 9,5 ml frisch bereiteter Dinatriumpentazyanonitrosylferratlösung (1,00 g/100,0 ml) und 0,50 ml Piperidin angefeuchtetes Stück Filterpapier gehalten. Dieses zeigt eine kräftig blaue Färbung.

Gehaltsbestimmung

[d] *Äthanol* (VII, 2.0.): 25,00 ml Tinktur werden, wie unter „Bestimmung des Äthanolgehaltes" angegeben, behandelt.

Wertbestimmung

[e] *Bitterwert* (XI, 7.0.): 2,50 ml Tinktur werden mit Trinkwasser zu 500,0 ml aufgefüllt. Die Lösung wird, wie unter „Bestimmung des Bitterwertes" angegeben, behandelt.

Aufbewahrung

Vor Licht geschützt.
Höchstens ein Jahr.

Tinctura Rhei composita

Zusammengesetzte Rhabarbertinktur

Gehalt an Äthanol, berechnet als C_2H_5OH, 61,0 bis 66,0 Vol.-%.

Zusammensetzung:	Rhabarberextrakt	6,0 g
	Kalmustinktur	30,0 g
	Pomeranzentinktur	64,0 g

Herstellung (XIV, 23.0.): Die Bestandteile werden gemischt. Die Mischung wird unter wiederholtem Schütteln 120 min stehengelassen und anschließend filtriert.

Beschreibung

Schwarzbraune, in dünner Schicht bräunlichgelbe Flüssigkeit.
Geruch aromatisch.
Geschmack bitter.

Identitätsprüfung

[a] *Kalmustinktur:* Die Prüfung wird, wie unter „Dünnschichtchromatografische Prüfung" (III, 12.0.) angegeben, durchgeführt.

Adsorptionsschicht: Kieselgel G

Aufzutragende Lösung: 6,00 ml Tinktur werden in einem 50-ml-Erlenmeyerkolben mit 10,0 ml Wasser versetzt. Der Erlenmeyerkolben wird mit einem Stopfen verschlossen, durch den ein 2mal rechtwinklig gebogenes Glasrohr von 5 mm Durchmesser und 40 cm Länge geführt wird. Der zweite Schenkel des Glasrohres wird in ein Reagenzglas eingeführt, das in kaltem Wasser gekühlt wird. Die Mischung wird zum Sieden erhitzt. Es wird langsam destilliert, bis 3,9 bis 4,1 ml Destillat übergegangen sind. Das Destillat wird mit 4,00 ml Wasser versetzt und mit 6,00 ml n-Pentan ausgeschüttelt.

2,00 ml der n-Pentanlösung sind für die Prüfung nach [*b*] aufzubewahren.

2,00 ml der n-Pentanlösung werden auf 20 bis 50 µl eingedampft und als Startfleck a aufgetragen.

Aufzutragende Lösung der Testsubstanz: 0,020 g Sudanrot G werden in 10,0 ml Chloroform gelöst. 2,0 µl der Lösung werden als Startfleck b aufgetragen.

Laufmittel: Benzol—Äthylazetat (95 + 5)

Detektion: Reagenz: Antimon(III)-chlorid-RL*

Die noch feuchte Dünnschichtplatte wird nach dem Besprühen mit dem Reagenz bei 120 °C 5 min erhitzt.

Auswertung: Der R_F-Wert des rotvioletten Testsubstanzfleckes muß im Bereich von 0,35 bis 0,50 liegen.

Das Chromatogramm zeigt über dem Startpunkt a einen bläulichgrauen oder grünlichgrauen Fleck mit einem R_X-Wert im Bereich von 0,80 bis 1,0. Weitere Flecke sind vorhanden.

[*b*] *Pomeranzentinktur:* Die Prüfung wird, wie unter „Dünnschichtchromatografische Prüfung" (III, 12.0.) angegeben, durchgeführt.

Adsorptionsschicht: Kieselgel G

Aufzutragende Lösung: 2,00 ml der n-Pentanlösung von [*a*] werden auf 20 bis 50 µl eingedampft und als Startfleck a aufgetragen.

Aufzutragende Lösung der Testsubstanz: 0,050 ml Dipenten-Vergleichssubstanz werden in 10,0 ml Chloroform gelöst. 8 bis 10 µl der Lösung werden als Startfleck b aufgetragen.

Laufmittel: Zyklohexan

Detektion: Reagenz: Vanillin-Schwefelsäure-RL*

Die noch feuchte Dünnschichtplatte wird nach dem Besprühen mit dem Reagenz bei 120 °C 10 min erhitzt. Nach dem Erkalten wird das Chromatogramm im Tageslicht und im ultravioletten Licht betrachtet.

Auswertung: Der R_F-Wert des Testsubstanzfleckes muß im Bereich von 0,55 bis 0,70 liegen.

Das Chromatogramm zeigt über dem Startpunkt a einen Fleck mit dem R_F-Wert des Fleckes der Testsubstanz. Beide Flecke zeigen im Tageslicht eine bläuliche und im ultravioletten Licht eine hellbräunliche oder hellviolettbräunliche Färbung. Weitere Flecke sind vorhanden.

[*c*] *Rhabarberextrakt:* Die Prüfung wird, wie unter „Dünnschichtchromatografische Prüfung" (III, 12.0.) angegeben, durchgeführt.

Adsorptionsschicht: Kieselgel G. Die Glasplatte wird mit der doppelten Menge der Adsorbenssuspension beschichtet.

Aufzutragende Lösung: 8 bis 10 µl Tinktur werden als Startband a aufgetragen. Beim Auftragen ist das Trocknen durch einen Heißluftstrom zu beschleunigen.

Aufzutragende Lösung der Testsubstanz: 0,0050 g 1.8-Dihydroxyanthrachinon werden in 10,0 ml Äthylazetat gelöst. 10,0 µl der Lösung werden als Startband b aufgetragen.

Laufmittel: Chloroform—Methanol (80 + 20)

Trocknung: Die Dünnschichtplatte wird an der Luft aufbewahrt, bis das Laufmittel verdunstet ist.

Detektion: Reagenz: äthanolische 2 N Kalilauge

Auswertung: Der R_F-Wert des rotvioletten Testsubstanzfleckes muß im Bereich von 0,80 bis 0,95 liegen.

Das Chromatogramm zeigt über der Startlinie a einen rötlichbraunen Fleck mit einem R_X-Wert im Bereich von 0,40 bis 0,50 und einen roten Fleck mit einem R_X-Wert im Bereich von 0,60 bis 0,70. Weitere Flecke sind vorhanden.

[d] *Äthanol:* 1,00 ml Tinktur wird mit 5,0 ml Kaliumdichromatlösung (5,0 g/100,0 ml) und 3,0 ml konzentrierter Schwefelsäure versetzt. In die entweichenden Dämpfe wird ein mit der unmittelbar vor der Verwendung bereiteten Mischung aus 9,5 ml frisch bereiteter Dinatriumpentazyanonitrosylferratlösung (1,00 g/100,0 ml) und 0,50 ml Piperidin angefeuchtetes Stück Filterpapier gehalten. Dieses zeigt eine kräftig blaue Färbung.

Gehaltsbestimmung

[e] *Äthanol* (VII, 2.0.): 25,00 ml Tinktur werden, wie unter „Bestimmung des Äthanolgehaltes“ angegeben, behandelt.

Aufbewahrung

Vor Licht geschützt.
Höchstens 2 Jahre.

Tinctura Valerianae aetherea

Ätherische Baldriantinktur

Zusammensetzung:	Baldrian	200,0 g
	Mischung aus 1 Teil Äther und 3 Teilen Äthanol (90 Vol.-%)	nach Bedarf

Herstellung (XIV, 23.0.): Der gepulverte Baldrian wird mit 900,0 g der Mischung aus 1 Teil Äther und 3 Teilen Äthanol (90 Vol.-%) versetzt und die Mischung im verschlossenen Gefäß 7 d vor Licht geschützt stehengelassen. Die Mischung wird mindestens einmal täglich geschüttelt. Danach wird der Ansatz koliert und der Rückstand ausgepreßt. Die vereinigten Flüssigkeiten werden 3 d kühl aufbewahrt, filtriert und mit der Mischung aus 1 Teil Äther und 3 Teilen Äthanol (90 Vol.-%) zu 1000,0 g ergänzt.

Beschreibung

Gelbliche oder bräunliche Flüssigkeit (Betrachtung im Gegenlicht).
Geruch charakteristisch.
Geschmack charakteristisch.

Prüfung

[*a*] *Äther:* 5,00 ml Tinktur werden in einem graduierten Reagenzglas von 14 mm innerem Durchmesser und 130 mm Länge, dessen Skale in Abschnitte unterteilt ist, die 0,1 ml entsprechen, mit 5,00 ml Kaliumazetatlösung (33,0 g/100,0 ml) versetzt. Die Mischung wird in dem verschlossenen Gefäß geschüttelt und 10 min bei 20,0 °C stehengelassen. Danach darf das Volumen der Ätherschicht nicht weniger als 2,0 ml und nicht mehr als 2,5 ml betragen.

Aufbewahrung

Vor Licht geschützt.
Kühl.
Höchstens 6 Monate.

Unguentum Acidi salicylici

Salizylsäuresalbe

Gehalt an Salizylsäure [$C_7H_6O_3$ (138,1)] 1,90 bis 2,10%.

Zusammensetzung: Salizylsäure 2,0 g
gelbes Vaselin zu 100,0 g

Herstellung (XIV, 18.0.): Die feinst gepulverte Salizylsäure wird mit 4,0 g gelbem Vaselin angerieben und bis zur gleichmäßigen Beschaffenheit verrieben oder gewalzt. Die Verreibung wird mit gelbem Vaselin zu 100,0 g ergänzt.

Beschreibung

Gelbliche oder gelbe Salbe.
Geruch höchstens schwach wahrnehmbar.

Identitätsprüfung

[*a*] *Salizylsäure:* 0,50 g Salbe werden in 10,0 ml Chloroform gelöst. Die Lösung wird nach Zusatz von 5,0 ml Wasser und 2 Tropfen frisch bereiteter Eisen(III)-chloridlösung (0,50 g/100,0 ml) geschüttelt. Die obere Schicht zeigt eine violette Färbung.

Gehaltsbestimmung

[*b*] *Salizylsäure:* 10,000 g Salbe werden in einem 200-ml-Erlenmeyerkolben mit 50,0 ml Chloroform versetzt. Die Mischung wird im Wasserbad unter Rückflußkühlung erhitzt, bis sich die Salbe gelöst hat. Die noch warme Lösung wird nach Zusatz von 20,0 ml Wasser und 10 Tropfen Phenolphthalein-I unter Schütteln mit 0,1 N Kalilauge bis zur Rosafärbung der wäßrigen Schicht titriert.

1 ml 0,1 N Kalilauge ist 13,81 mg Salizylsäure äquivalent.

Sonstige Prüfungen

[*c*] Die Salbe muß den unter „Salben" (XIV, 18.0.) angegebenen Forderungen entsprechen.

Aufbewahrung

Vor Licht geschützt.
Kühl.

Unguentum Adipis suilli

Schweinefettsalbe

Zusammensetzung:	Glyzerolstearat	5,0 g
	Schweinefett	zu 100,0 g

Herstellung (XIV, 18.0.): Die Bestandteile werden in eine Schale gegeben und auf dem Wasserbad geschmolzen. Die Mischung wird nach dem Erkalten bis zur gleichmäßigen Beschaffenheit bearbeitet.

Beschreibung

Weiße oder gelbliche Salbe.
Geruch nach Schweinefett.
Geschmack wahrnehmbar.

Kennzahlen

[*a*] *Peroxidzahl* (IV, 5.0.): höchstens 10

Identitätsprüfung

[*b*] *Brechungsindex* (III, 1.0.): 1,454 bis 1,456. Die Bestimmung wird bei 50 °C ± 0,3 °C durchgeführt.

[*c*] *Schmelzbereich* (III, 8.0.): 28 bis 32 °C

Wertbestimmung

[*d*] *Wasserzahl* (XIV, 18.0.): mindestens 50

Sonstige Prüfungen

[*e*] Die Salbe muß den unter „Salben" (XIV, 18.0.) angegebenen Forderungen entsprechen. Die Bestimmung der Teilchengröße entfällt.

Aufbewahrung

Vor Licht geschützt.
Kühl.
Die Salbe ist mindestens in Abständen von 6 Monaten nach [*a*] zu prüfen.

Unguentum Alcoholum Lanae

Wollwachsalkoholsalbe

Zusammensetzung:	Wollwachsalkohole	12,0 g
	gelbes Vaselin	zu 100,0 g

Herstellung (XIV, 18.0.): Die Bestandteile werden in einer Schale auf dem Wasserbad geschmolzen. Die Mischung wird anschließend bis zum Erkalten gerührt.
Gegebenenfalls werden bis zu 10,0 g gelbes Vaselin durch hartes Paraffin ersetzt, damit die Salbe der Prüfung nach [c] entspricht.

Beschreibung

Gelbliche oder gelbe Salbe.
Geruch schwach wahrnehmbar.

Identitätsprüfung

[a] *Cholesterol:* 0,50 g Salbe werden in einem 50-ml-Erlenmeyerkolben in 5,0 ml Chloroform gelöst. Die Lösung wird mit 2,0 ml Essigsäureanhydrid und 10 Tropfen konzentrierter Schwefelsäure versetzt. Nach dem Schütteln zeigt die Mischung eine grüne Färbung.

Wertbestimmung

[b] *Wasserzahl* (XIV, 18.0.): mindestens 200

Sonstige Prüfungen

[c] Die Salbe muß den unter „Salben" (XIV, 18.0.) angegebenen Forderungen entsprechen. Bei der Bestimmung der Konsistenz muß die Eindringtiefe bei Verwendung des Glasstabes im Bereich von 10 bis 30 mm und bei der Verwendung des Penetrometers im Bereich von 15 bis 30 mm liegen. Die Bestimmung der Teilchengröße entfällt.

Aufbewahrung

Vor Licht geschützt.

3065
2. AB – DDR/784/75

Unguentum Alcoholum Lanae aquosum

Wasserhaltige Wollwachsalkoholsalbe

Gehalt an Wasser 48,0 bis 52,0%.

Zusammensetzung:	Wollwachsalkoholsalbe	50,0 g
	Wasser	50,0 g

Herstellung (XIV, 18.0.): Das auf 50 °C erwärmte Wasser wird in kleinen Anteilen zu der auf die gleiche Temperatur in einer Schale erwärmten Wollwachsalkoholsalbe gegeben und mit dieser gemischt. Die Mischung wird bis zum Erkalten gerührt.

Beschreibung

Weiße Salbe.
Geruch schwach wahrnehmbar.

Identitätsprüfung

[*a*] *Cholesterol:* Der getrocknete Rückstand von [*b*] wird mit 5,0 ml Chloroform versetzt und geschüttelt, bis sich der Rückstand außer dem Seesand gelöst hat. Die Lösung wird in einem 50-ml-Erlenmeyerkolben mit 2,0 ml Essigsäureanhydrid und 10 Tropfen konzentrierter Schwefelsäure versetzt. Nach dem Schütteln zeigt die Mischung eine grüne Färbung.

Gehaltsbestimmung

[*b*] *Wasser:* 0,5000 g Salbe werden, wie unter „Bestimmung des Trocknungsverlustes" (VI, 19.0.) angegeben, behandelt und bei 105 °C 60 min getrocknet.
Der getrocknete Rückstand ist für die Prüfung nach [*a*] aufzubewahren.

Sonstige Prüfungen

[*c*] Die Salbe muß den unter „Salben" (XIV, 18.0.) angegebenen Forderungen entsprechen. Die Bestimmung der Teilchengröße entfällt.

Aufbewahrung

Vor Licht geschützt.
Kühl.

Unguentum Emplastri Plumbi

Bleipflastersalbe

Gehalt an Blei [Pb (207,2)] 11,4 bis 12,6%.

Zusammensetzung:	Blei(II)-oxid	140,0 g
	Äthanol	24,0 g
	Erdnußöl	280,0 g
	Wasser	nach Bedarf
	gelbes Vaselin	nach Bedarf

Herstellung (XIV, 18.0.): Das mittelfein gepulverte Blei(II)-oxid wird nach dem Anreiben mit dem Äthanol mit dem Erdnußöl versetzt. Die Mischung wird unter wiederholtem Zusatz von heißem Wasser und unter kräftigem Rühren bei 100 bis 110 °C erhitzt, bis eine in kaltes Wasser gegossene Probe nicht mehr klebrig ist. Das noch warme Pflaster wird durch wiederholtes Auskneten mit Wasser vom Glyzerol und darauf durch Abtupfen mit Filterpapier vom anhaftenden Wasser befreit. Das Pflaster wird in einer gewogenen Schale nach Zusatz von 500,0 g gelbem Vaselin geschmolzen. Die Mischung wird anschließend bis zum Erkalten gerührt.
In der so erhaltenen Salbe wird der Gehalt an Blei nach [*b*] bestimmt. Gegebenenfalls wird die Salbe anschließend durch Zusatz von gelbem Vaselin auf den vorgeschriebenen Gehalt eingestellt, wobei die zuzusetzende Menge gelbes Vaselin wie folgt berechnet wird:

$$\text{Gramm gelbes Vaselin} = \frac{a(b - 12{,}0)}{12{,}0}$$

a = Masse der Salbe in Gramm.
b = ermittelter Gehalt der Salbe in Masseprozent.

Nach 24 h wird die Salbe bis zur gleichmäßigen Beschaffenheit bearbeitet.

Beschreibung

Gelbe oder bräunlichgelbe Salbe.
Geruch charakteristisch.

Identitätsprüfung

[*a*] *Blei(II)-oxid:* 1,0 g Salbe wird nach Zusatz von 2,0 ml 5 N Essigsäure im Wasserbad unter wiederholtem Schütteln 30 min erhitzt. Nach dem Erkalten wird die wäßrige Schicht durch ein angefeuchtetes Papierfilter filtriert. 10 Tropfen des Filtrates geben nach Zusatz von 4,0 ml Wasser und 5 Tropfen 3 N Schwefelsäure einen weißen Nieder-

schlag, der sich nach Zusatz von 10 Tropfen Weinsäurelösung (20,0 g/100,0 ml) und 2,0 ml 6 N Ammoniaklösung löst. Diese Lösung gibt nach Zusatz von 10 Tropfen Kaliumdichromatlösung (5,0 g/100,0 ml) einen orangegelben Niederschlag.

Gehaltsbestimmung

[*b*] *Blei:* 1,5000 g Salbe werden in einem 100-ml-Erlenmeyerkolben nach Zusatz von 20,0 ml Wasser und 5,0 ml 5 N Essigsäure im Wasserbad unter wiederholtem Schütteln 30 min erhitzt. Anschließend wird 1,0 g hartes Paraffin zugegeben. Nach dem Erkalten wird die wäßrige Schicht abgetrennt. Der Rückstand wird mit 20,0 ml Wasser sowie 2,0 ml 5 N Essigsäure versetzt und die Mischung 3 min im Sieden gehalten. Die wäßrige Schicht wird nach dem Erkalten abgetrennt. Diese Behandlung des Rückstandes wird noch einmal wiederholt. Die wäßrigen Lösungen werden vereinigt und filtriert. Das Filter wird 2mal mit je 5,0 ml der Mischung aus 10,0 ml Wasser und 1,0 ml 5 N Essigsäure gewaschen und das Filtrat nach Zusatz von 1,00 g Methenamin und 10 Tropfen Bromthymolblau-I tropfenweise mit 6 N Ammoniaklösung bis zum Farbumschlag nach Grün versetzt. Nach Zusatz von 0,100 g Methylthymolblau-I wird mit 0,05 M ÄDTA-Lösung bis zum Farbumschlag nach Gelb titriert.

1 ml 0,05 M ÄDTA-Lösung ist 10,36 mg Blei äquivalent.

Sonstige Prüfungen

[*c*] Die Salbe muß den unter „Salben" (XIV, 18.0.) angegebenen Forderungen entsprechen. Die Bestimmung der Teilchengröße entfällt.

Aufbewahrung

Vor Licht geschützt.
Kühl.
Höchstens ein Jahr.

Unguentum emulsificans aquosum

Wasserhaltige emulgierende Salbe

Gehalt an Wasser 59,0 bis 65,0%.

Zusammensetzung:		
	Propylhydroxybenzoat	0,04 g
	Methylhydroxybenzoat	0,06 g
	Äthanol (90 Vol.-%)	2,4 g
	Glyzerol	5,0 g
	dünnflüssiges Wachs	10,0 g
	emulgierende Alkohole	21,0 g
	Wasser	zu 100,0 g

Herstellung (XIV, 18.0.): Das dünnflüssige Wachs, das Glyzerol und die emulgierenden Alkohole werden auf dem Wasserbad erhitzt, bis die emulgierenden Alkohole geschmolzen sind die Schmelze eine Temperatur von 75 °C erreicht hat. 40,0 g Wasser werden auf 70 °C erwärmt und unter Rühren mit der Lösung des Methyl- und des Propylhydroxybenzoat in dem Äthanol versetzt. Die Mischung wird der Schmelze in dünnem Strahl unter ständigem Rühren zugefügt. Diese Mischung wird zunächst mit 21,0 g Wasser unter ständigem Rühren versetzt, gegebenenfalls mit Wasser zu 100,0 g ergänzt und bis zur gleichmäßigen Beschaffenheit bearbeitet.

Das Wasser ist zum Abtöten der Vegetativformen von Mikroorganismen vor der Verwendung zum Sieden zu erhitzen, oder es ist unter Ausschluß von Rekontamination erhaltenes destilliertes Wasser bis 6 h nach der Gewinnung zu verwenden.

Beschreibung

Weiße Salbe.
Geruch schwach wahrnehmbar.

Identitätsprüfung

[a] *Emulgierende Alkohole:* 5,0 g Salbe, 10 Tropfen Dimethylgelb-I und 1,0 ml 3 N Schwefelsäure werden in einer Reibschale gemischt. Nach Zusatz von 5,0 ml Chloroform wird erneut gemischt. Das Chloroform zeigt eine rote Färbung.

[b] *Methyl- und Propylhydroxybenzoat:* 1,00 g Salbe wird mit 5,0 ml Äther ausgeschüttelt und die Ätherschicht durch ein Faltenfilter filtriert. Das Filtrat wird in einem Wasserbad von 40 bis 50 °C zur Trockne eingedampft. Der Rückstand wird nach Zusatz von 2,0 ml Quecksilber(II)-nitrat-RL im Wasserbad 5 min erhitzt. Die Lösung zeigt eine rote Färbung.

Gehaltsbestimmung

[c] *Wasser:* 1,0000 g Salbe wird, wie unter „Bestimmung des Trocknungsverlustes" (VI, 19.0.) angegeben, behandelt und bei 105 °C 60 min getrocknet.

Sonstige Prüfungen

[*d*] Die Salbe muß den unter „Salben" (XIV, 18.0.) angegebenen Forderungen entsprechen. Die Bestimmung der Teilchengröße entfällt.

Aufbewahrung

Kühl.
Die Salbe ist mindestens in Abständen von 6 Monaten nach [*c*] zu prüfen.

Wenn Unverträglichkeit mit den verordneten Arzneistoffen besteht, ist wasserhaltige emulgierende Salbe N zu verwenden.

Unguentum emulsificans aquosum N

Wasserhaltige emulgierende Salbe N

Gehalt an Wasser 59,0 bis 65,0%.

Zusammensetzung:		
	Propylhydroxybenzoat	0,04 g
	Methylhydroxybenzoat	0,06 g
	Äthanol (90 Vol.-%)	2,4 g
	Glyzerol	5,0 g
	dünnflüssiges Wachs	10,0 g
	nichtionogene emulgierende Alkohole	21,0 g
	Wasser	zu 100,0 g

Herstellung (XIV, 18.0.): Das dünnflüssige Wachs, das Glyzerol und die nichtionogenen emulgierenden Alkohole werden auf dem Wasserbad erhitzt, bis die nichtionogenen emulgierenden Alkohole geschmolzen sind und die Schmelze eine Temperatur von 75 °C erreicht hat. 40,0 g Wasser werden auf 70 °C erwärmt und unter Rühren mit der Lösung des Methyl- und des Propylhydroxybenzoates in dem Äthanol versetzt. Die Mischung wird der Schmelze in dünnem Strahl unter ständigem Rühren zugefügt. Diese Mischung wird zunächst mit 21,0 g Wasser unter ständigem Rühren versetzt, gegebenenfalls mit Wasser zu 100,0 g ergänzt und bis zur gleichmäßigen Beschaffenheit bearbeitet.

Das Wasser ist zum Abtöten der Vegetativformen von Mikroorganismen vor der Verwendung zum Sieden zu erhitzen, oder es ist unter Ausschluß von Rekontamination erhaltenes destilliertes Wasser bis 6 h nach der Gewinnung zu verwenden.

Beschreibung

Weiße Salbe.
Geruch schwach wahrnehmbar.

Identitätsprüfung

[a] *Nichtionogene emulgierende Alkohole:* 5,0 g Salbe, 10 Tropfen Dimethylgelb-I und 1,0 ml 3 N Schwefelsäure werden in einer Reibschale gemischt. Nach Zusatz von 5,0 ml Chloroform wird erneut gemischt. Das Chloroform zeigt eine gelbe Färbung.

[b] *Methyl- und Propylhydroxybenzoat:* 1,00 g Salbe wird mit 5,0 ml Äther ausgeschüttelt und die Ätherschicht durch ein Faltenfilter filtriert. Das Filtrat wird in einem Wasserbad von 40 bis 50 °C zur Trockne eingedampft. Der Rückstand wird nach Zusatz von

2,0 ml Quecksilber(II)-nitrat-RL im Wasserbad 5 min erhitzt. Die Lösung zeigt eine rote Färbung.

Gehaltsbestimmung

[c] *Wasser:* 1,0000 g Salbe wird, wie unter „Bestimmung des Trocknungsverlustes" (VI, 19.0.) angegeben, behandelt und bei 105 °C 60 min getrocknet.

Sonstige Prüfungen

[d] Die Salbe muß den unter „Salben" (XIV, 18.0.) angegebenen Forderungen entsprechen. Die Bestimmung der Teilchengröße entfällt.

Aufbewahrung

Kühl.
Die Salbe ist mindestens in Abständen von 6 Monaten nach [c] zu prüfen.

Unguentum Glyceroli

Glyzerolsalbe

Zusammensetzung:		
	Glyzerol	40,0 g
	Propylhydroxybenzoat	0,04 g
	Methylhydroxybenzoat	0,06 g
	Tragant	1,0 g
	Weizenstärke	8,5 g
	Sorbitollösung	20,0 g
	Wasser	40,0 g

Herstellung (XIV, 18.0.): In einer zusammen mit dem Pistill gewogenen Schale wird die Weizenstärke mit dem Wasser gleichmäßig angerührt. Danach werden die Sorbitollösung und 10,0 g Glyzerol zugefügt. Im Wasserbad oder auf andere geeignete Weise wird die Mischung unter Rühren erhitzt, bis eine zähe, klebende Masse entstanden ist. Dabei muß die Mischung wenigstens während 3 min eine Temperatur von mindestens 75 °C erreicht haben. Unter weiterem Erhitzen und Rühren werden in dünnem Strahl der mit 10,0 g Glyzerol sorgfältig angeriebene feinst gepulverte Tragant und anschließend das restliche Glyzerol, in dem das Methylhydroxybenzoat und das Propylhydroxybenzoat unter Erhitzen gelöst worden sind, zugefügt. Die Mischung wird unter wiederholtem Rühren weiter erhitzt, bis die Masse 100,0 g beträgt. Erforderlichenfalls wird mit Wasser zu 100,0 g ergänzt.

Beschreibung

Weißliche, in dünner Schicht durchscheinende Salbe.
Geruch schwach wahrnehmbar.
Geschmack süß.

Identitätsprüfung

[*a*] *Glyzerol:* 2,5 g Salbe werden nach Zusatz von 2,5 g Kaliumhydrogensulfat erhitzt, bis ein stechender Geruch wahrnehmbar ist. In die entweichenden Dämpfe wird ein mit der unmittelbar vor der Verwendung bereiteten Mischung aus 9,5 ml frisch bereiteter Dinatriumpentazyanonitrosylferratlösung (1,00 g/100,0 ml) und 0,50 ml Piperidin angefeuchtetes Stück Filterpapier gehalten. Dieses zeigt eine kräftig blaue Färbung.

[*b*] *Weizenstärke:* 0,10 g Salbe wird nach Zusatz von 10,0 ml heißem Wasser 60 s geschüttelt. Die Mischung zeigt nach dem Erkalten und Zusatz von 2 Tropfen 0,1 N Jodlösung eine blaue Färbung.

[*c*] *Methyl- und Propylhydroxybenzoat:* 1,00 g Salbe wird mit 5,0 ml Äther ausgeschüttelt und die Ätherschicht durch ein Faltenfilter filtriert. Das Filtrat wird in einem Wasserbad von 40 bis 50 °C zur Trockne eingedampft. Der Rückstand wird nach Zusatz von 2,0 ml Quecksilber(II)-nitrat-RL im Wasserbad 5 min erhitzt. Die Lösung zeigt eine rote Färbung.

Sonstige Prüfungen

[*d*] Die Salbe muß den unter „Salben" (XIV, 18.0.) angegebenen Forderungen entsprechen. Die Bestimmung der Konsistenz wird unmittelbar nach dem Einfüllen und Glätten der Oberfläche durchgeführt. Die Bestimmung der Teilchengröße entfällt.

Aufbewahrung

In sehr gut verschlossenen Gefäßen.
Kühl.

Die Salbe ist nur für veterinärmedizinische Zwecke bestimmt.

Unguentum Polyaethylenglycoli

Polyäthylenglykolsalbe

Zusammensetzung:	Polyäthylenglykol 600	60,0 g
	Polyäthylenglykol 1500	40,0 g

Herstellung (XIV, 18.0.): Die Bestandteile werden in eine Schale gegeben und auf dem Wasserbad erwärmt, bis das Polyäthylenglykol 1500 geschmolzen ist. Die Mischung wird bis zum Erkalten gerührt und danach 24 h stehengelassen.
Gegebenenfalls wird die Konsistenz durch Einarbeiten weiterer Mengen eines der Bestandteile so verändert, daß die Salbe der Prüfung nach [c] entspricht.

Beschreibung

Schwach gelbe Salbe.
Geruch höchstens schwach wahrnehmbar.

Kennzahlen

[a] *Säurezahl* (IV, 6.0.): höchstens 1

Identitätsprüfung

[b] *Polyäthylenglykole:* 1,0 g Salbe wird in einem Reagenzglas mit 3 Tropfen konzentrierter Schwefelsäure versetzt. Das Reagenzglas wird mit einem Stopfen verschlossen, durch den ein 2mal rechtwinklig gebogenes Glasrohr von 5 mm Durchmesser geführt wird. Der zweite Schenkel des Glasrohres wird in ein Reagenzglas eingeführt, in dem sich 2,0 ml Quecksilber(II)-chloridlösung (5,0 g/100,0 ml) befinden, und in diese eingetaucht. Die Mischung wird unter Schütteln erhitzt. Die entweichenden Dämpfe geben in der Quecksilber(II)-chloridlösung einen weißen, kristallinen Niederschlag.

Sonstige Prüfungen

[c] Die Salbe muß den unter „Salben“ (XIV, 18.0.) angegebenen Forderungen entsprechen. Die Bestimmung der Teilchengröße entfällt.

Aufbewahrung

Kühl.

www.ingramcontent.com/pod-product-compliance
Lightning Source LLC
LaVergne TN
LVHW080755300926
849162LV00008BA/1813
* 9 7 8 3 1 1 2 6 1 3 0 3 0 *